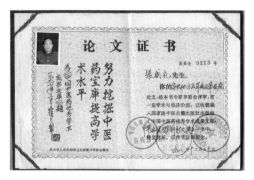

1998 年 12 月《家传秘方治耳病及聋哑病》论文证书

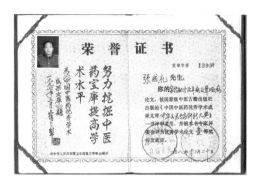

1998 年 12 月《家传秘方治耳病及聋哑病》荣誉证书

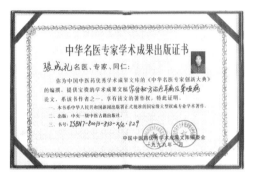

1999 年 1 月《家传秘方治耳病及聋哑病》出版证书

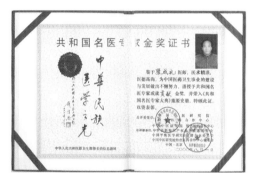

2000 年 8 月荣获共和国名医专家金奖证书

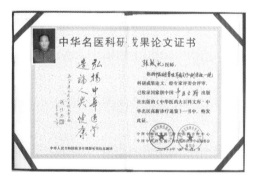

2000 年 4 月《中药治疗聋哑耳病 8790 例疗效一绝》论文证书

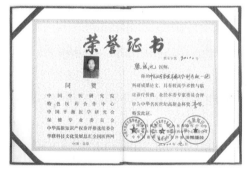

2000 年 9 月《中药治疗聋哑耳病 8790 例疗效一绝》荣誉证书

U0325504

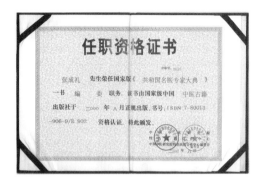

2000 年 8 月《共和国名医专家大典》任职资格证书

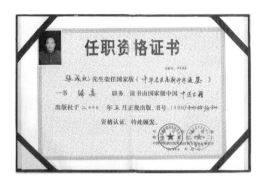

2000 年 7 月《中华名医高新诊疗通鉴》任职资格证书

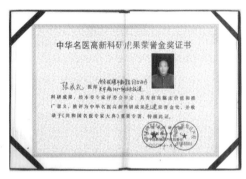

2000 年 11 月中华名医高新科研成果荣誉金奖证书

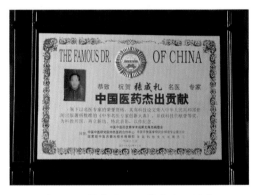

1998 年 12 月荣获中国医药杰出贡献奖

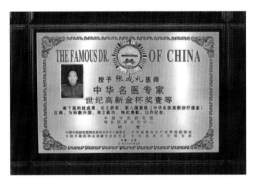

2000 年 4 月荣获中华名医专家世纪高新金杯奖壹等

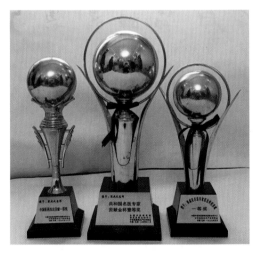

2000 年荣获共和国名医专家贡献金杯一等奖

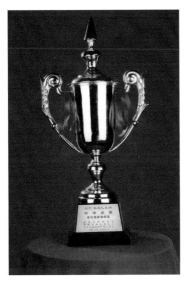
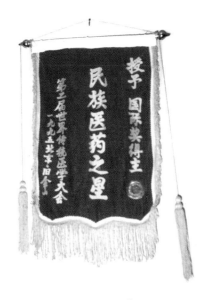

2000 年荣获名医专家世纪高新金杯奖 　　1995 年授予民族医药之星 国际
　　　　　　　　　　　　　　　　　　奖得主

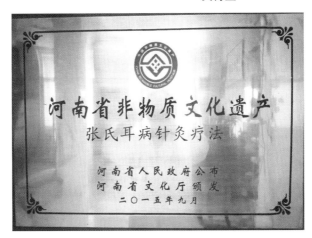

河南省非物质文化遗产

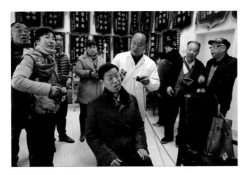
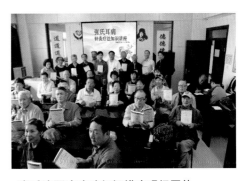

张氏治耳病疗法为新乡市老干部免费义诊 　张氏治耳病疗法知识讲座现场图片
现场图片

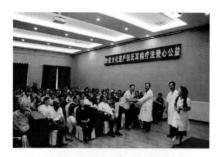

张氏耳病针灸疗法公益讲座现场

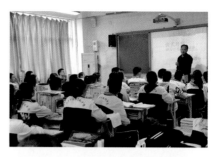

张氏耳病针灸疗法进校园讲座现场

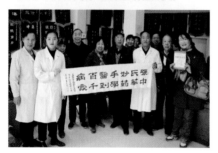

张氏耳病针灸疗法为新乡市老年记者免费义诊现场

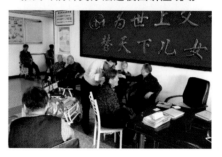

张氏耳病针灸疗法免费为敬老院老人义诊现场

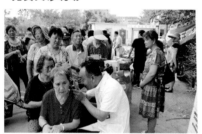

张氏耳病针灸疗法参与社会公益活动情况

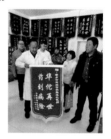

张氏耳病针灸疗法治愈的耳病患者赠送锦旗现场

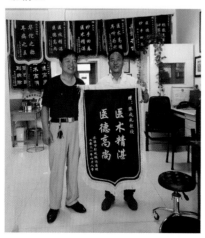

张氏耳病针灸疗法治愈的耳病患者赠送锦旗现场

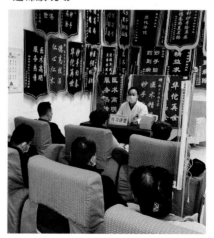

张氏耳病针灸疗法治愈的耳病患者赠送锦旗现场

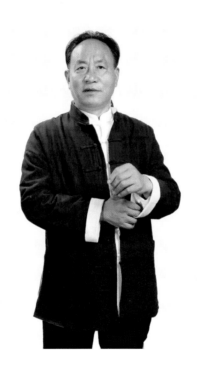

　　张成礼,新乡市人,汉族,1962年生,出生于中医世家,为张氏耳病针灸疗法第十八世传承人。自幼随祖父和父亲学习家传针灸治疗耳病绝学,自幼就在自己身上练习针灸手法,背汤头歌、针灸歌、药性赋。8岁时就给患者取针,为患者针灸、拔罐。12岁就可以独立为患者针灸治病,被当地百姓称为"小大夫"。

　　1978年拜北京义顺堂老中医张换亭为师。

　　1987年毕业于河南中医学院。

　　1987—1998年任解放军八一医院及空军司令部医院耳鼻喉科耳病专业医生,在此期间,发表医学论文36篇,多次参加国际巡诊及国际学术会议,并多次荣获有影响力的国家级奖项,颁授许多奖章和证书。

1990年在上海中医学院进修。

1991年在中国中医研究院深造。

1993年又攻读天津中华针灸进修学院,擅长中医、主攻耳病,博众医学之专长,发挥祖传之绝技,总结了行之有效的治疗方案,突破了中西医无法治愈的耳聋、耳鸣,开创聋哑病症治愈之先河。

1994年张氏耳病秘方被中国医药科技出版社出版的《当代中医师灵验奇方真传》收藏;由中国中医药学会内科会顾问谢海洲教授题词,中华全国中医学会学术部韩粜主任题词。

1995年参加第二届世界传统医学大会,被授予"民族医药之星"国际奖。

1996年4月23日《国际经贸报》报道了中原名医、聋哑人的救星。

1998—2005年任中国中医研究院特色医药合作中心编委及聋哑耳病治疗中心主任,其间荣获科技成果奖十多项、金杯4枚,专著8部、参与编撰学术专著5部。

1998年家传秘方治疗耳病及聋哑病,由中华人民共和国新闻出版署正式批准为国家级大型权威专业学术著作。由中央一级中医古籍出版社所出版的《中华名医专家创新大典》收藏,并荣获中国医药杰出贡献、科技贡献一等奖。由国家中医药管理局副局长任德权、北京中医药大学博士生终身教授刘渡舟和中华人民共和国卫生部部长崔月犁等权威人士亲笔题词。

1999年荣获国家级医论科技一等奖。

2000年"中药治疗聋哑耳病8 790例疗效一绝"被国家级《中华名医高新诊疗通鉴》巨典收藏,并荣获中华名医专家世纪高新金杯奖一等奖。由前国家科委主任、中国人民政治协商会议全国委员会宋健副主席,中国人民政治协商会议全国委员会钱正英副主席和中华人民共和国卫生部老部长钱信忠等权威领导亲笔题词。

2000年8月又被《共和国名医专家大典》收藏,荣获共和国名医专家成就贡献金奖。由原中华人民共和国卫生部老部长钱信忠、崔月犁和中国人民政治协商会议全国委员会马文瑞副主席、董建华、吕炳奎等国家领导人亲笔题词勉励。多次为国家领导及权威人士诊脉看病,并与世界针灸联合会主席王雪苔、国际中医研讨会主席陈子富、中国中医研究理事魏明峰合影留念。

2001年3月2日《新乡日报头版头条》报道了"救治耳残疾女孩徐爱霞"的事迹。

2002年被授予"世纪名医之星"高新科研成果荣誉金奖。

2006年至今开办现代化中医耳病专科。

2007年撰写了《耳病防治学》。

2008年撰写了《耳病新方治疗学》。

2009年撰写了《国医耳病宝典》。

2010年,张氏耳病针灸疗法被列入新乡市非物质文化遗产传统医药类代表性保护项目名录,由新乡市人民政府公布。

2011年4月14日河南省新闻频道下午4:51分报道了张氏耳病针灸疗法的神奇。

2011年12月8日河南省新闻频道下午5时报道了张氏耳病针灸疗法"爱心救助重症耳病患者莹莹"的事迹。

2012年4月选为中国人民政治协商会议第八届新乡市卫滨区政协委员。

2012年12月,张成礼被命名为新乡市第二批非物质文化遗产保护项目《张氏耳病针灸疗法》代表性传承人。

2013年3月3日平原晚报刊登了张氏"耳病新疗法"。

2014年6月26日加入中国商家爱心联盟。

2014年撰写了《耳病疗法大全》。

2015年9月,张氏耳病针灸疗法被列入河南省非物质文化遗产传统医药类代表性保护项目名录,由河南省人民政府公布。

2018年撰写了《张氏耳病疗法》。

2019年特聘为河南省薪火中医药研究院院长。

2020年新乡日报、平原晚报、电视台等多家媒体报道。

2021 年 10 月,聘任新乡市老年学会医养健康专业委员会专家团顾问。

2021 年 12 月,张成礼被命名为河南省非物质文化遗产保护项目《张氏耳病针灸疗法》代表性传承人。

2022 年撰写了《小耳朵 大健康》。

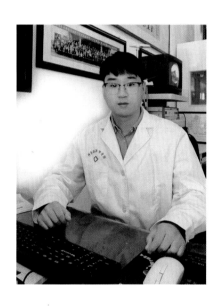

张德江,新乡市人,汉族,1991年生,出生于中医世家,为张氏耳病疗法第十九世传承人,自幼开始随祖父和父亲学习针灸,通过长期悉心努力学习,加上祖父和父亲的真传,全面掌握了针灸手法,不仅在耳病方面造诣颇深,而且在医药方面也有很深的研究。2016年毕业于辽宁中医药大学,擅长耳鼻喉、针灸专业。把祖传的老医书同父亲治耳病的经验撰写成了一部《张氏耳病诊治秘籍》。

2017年11月担任红友会第七届理事,并获得"优秀医师"荣誉称号。2018年4月取得国家执业医师证。同年与其父亲撰写了《张氏耳病疗法》。2019年4月25日,被河南省薪火中医药研究院特聘为院士,2019年参加国家医师规范化培训。并把张氏耳病针灸绝技编撰成册,撰写了《国医耳病宝典》和《张氏耳病诊治秘籍》两部专著。目前,正在撰写《张氏耳病特色疗法》和《中国针灸特色疗法》两部专著,并完成了初稿。

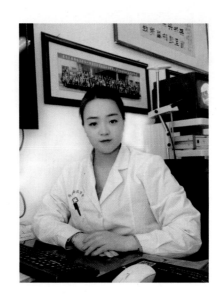

　　张东玲,新乡市人,汉族,1988 年生,出生于中医世家,为张氏耳病疗法第十九世传承人,自幼随祖父和父亲学习,全面掌握了针灸治疗耳病手法。擅长治疗耳病、颈肩腰腿痛、脑瘫、偏瘫、半身不遂。

　　2005 年毕业于郑州黄河医学院(现郑州黄河护理职业学院)。2006 年在郑州大学第一附属医院实习。2007 年在新乡耳病专科工作至今。2014 年与其父亲撰写了《耳病疗法大全》,每年不定期到石家庄、郑州、天津、北京参加耳鼻喉研讨会及学习交流会。2016 年取得"确有专长资格证书"。2018 年与父亲撰写了《张氏耳病疗法》。2019 年 4 月 25 日被河南省薪火中医药研究院特聘为院士,现任新乡市耳病专科的主治医师。近年来在抗洪救灾、疫情防控中为广大人民群众健康发挥了重要作用,做出了巨大的贡献。

主　编　张成礼

副主编　张德江　张东玲

编　委（按姓氏笔画排序）

王明磊　张东玲　张成礼

张德江　周　杨　郭艳丽

序

面对疾病的危害日益加深,人们更加清晰地认识到,现在最昂贵的便是健康,拥有一个健康的身体才是人生命宝贵的财富。

耳病疗法是中国的传统医学文化,在中国有着悠久的历史,其博大精深,源远流长,是中国医学宝库中的一份珍贵遗产,是中国医学一门古老而神奇的科学,是传承几千年的丰富经验而形成的一套独具特色的诊疗技术和鲜明的理论体系,不仅在我国医疗保健事业中发挥了很好的作用,而且对世界医学界也做出巨大的贡献。

耳朵虽为人体的一小部分,然而却有着维护全身健康的重要作用。《黄帝内经·灵枢》说:"耳者,宗脉之所聚也。"宗,就是"总""全部"的意思,人体全部经脉、络脉都要聚集到耳朵上,耳为全身经络分布最密的地方,五脏六腑、十二经脉、三百六十五络都与耳朵密切相联。耳朵相当于人体的信息通道,也是经络的传导线,更是疾病的警报器,"内属于脏腑,外络于肢节""运行气血、沟通表里、协调阴阳,平衡虚实""决生死、除百病",耳为百病之首。耳朵可以掌管一个人的寿命和智商,在古代认为耳为"心之司,肾之候","采听官"之位,如果双耳得体,代表着此人富贵、长寿、智慧。

《黄帝内经》还说,肾开窍于耳,肾为人体先天之本,肾主管大脑,大脑是人体感觉的接收站和行动的指挥部,大脑、耳朵、肾是息息相关的。《四诊抉微》中言:"耳后红筋病必轻,紫筋起外重沉沉,兼青带黑尤难治,十个难求三五生,凡耳轮红润春生,耳焦如炭色者,为肾败,肾败者,必死也。"肾为先天之本,藏五脏六腑之精,耳朵就是它在体外的"办事处",也是非常重要的一个疾病反应库,身体内部任何地方有病变,都会在耳朵上出现反应点,这些反应点按上去会特别痛,这正是耳朵上经络密集的缘故,正是这种疼痛,能通过这些密集的经脉传导到身体的病变部位,最大限度地激发人体的抗病和自愈能力。《黄帝内经》还说,按摩耳朵不仅可以治病、防病,而且可以强身健体、延年益寿。在内经《上古天真论》《四气调神大论》《生气通气论》等书中,特别提到按摩耳朵疗法可以健身防衰,书中记载"以手摩耳轮,不拘数遍,所谓修其城郭,以补肾气,以聋聩也""养耳力者

1

常饱",说明刺激耳郭可以摄生防衰、长寿。

近年来,国家高度重视和支持中医药文化的发展,一些优秀的中医文化得以挖掘、保护、传承,对中医事业的发展及维护人民健康事业方面发挥了重要作用。

张成礼

2022 年 10 月

习近平强调,要遵循中医药发展规律,传承精华,守正创新,加快推进中医药现代化、产业化高质量发展,推动中医药走向世界,把中医药这一祖先留给我们的宝贵财富继承好、发展好、利用好。充分发挥中医药防病、治病的独特优势和作用,为建设健康中国、实现中华民族伟大复兴的中国梦贡献力量。

河南省非物质文化遗产保护项目"张氏耳病针灸疗法"代表性保护项目传承人张成礼,深入挖掘、保护传承、整理发挥中医药文化,2018 年撰写了《张氏耳病疗法》由郑州大学出版社出版发行。2022 年撰写了《小耳朵　大健康》无论在治病、防病、养生、保健、延年益寿等方面都有一定的使用价值,对维护人民群众健康、促进中国特色卫生健康事业、振兴中华、造福耳病患者方面发挥了重要的作用。

本书分上、下两篇,上篇为耳部保健篇,第一至三章,介绍了按摩耳朵健康与长寿,作者总结了丰富的临床经验,进行全面细致的归类,阐述了按摩耳朵防病、治病、抗衰老、延年益寿的原理。下篇为张氏传承及特色疗法,第四至六章,介绍了河南省非物质文化遗产保护项目"张氏耳病针灸疗法"代表性保护项目传承人张成礼祖传治耳病的特色传承,阐述了诊断及治疗方法,把将要失传的中国古老文化、江湖文化、民俗文化、医学文化、艺术文化、生活文化及经典绝技收集整理;第七章介绍了我们在日常生活中如何保健耳朵预防疾病,阐述了耳鸣、耳聋的防范措施,总结了大量临床有效方法,公之于众,以便读者学习和应用。

本人从事中医耳病研究及治疗四十余年,结合家藏秘籍及世传经验良方,口传心授,子承父业,深得真传,并在此基础上大力创新。这些创新疗法能找到病因,快速深达病变组织深部,使耳部病变迅速改善,新旧细胞快速更替,快速打通耳部经络,填补了医学文化研究的空白,治愈了数万计耳病患者。这种医术在医学教材中罕见,就连传承的古籍书中也不曾记载,只能凭张氏的后人,口口相传。它的使用价值很高,具有独特的医疗价值和高效的实用价值,值得进一步研究和推广。这种创新疗法不仅可以治疗耳病,起到防病、美容、抗衰老、延年益寿的作用,还深入挖掘了中华民族医学文化精神和价值,充分体现了张氏耳病疗法特色的传承和自强不息的奋斗精神,更是博大精深的中华民族文化的缩影。

　　该书从防病、治病、养生、抗衰老、延年益寿等多角度进行诠释,可供耳病研究的工作人员及耳病患者参考。由于编者水平有限,书中难免有错误或不足之处,敬请各位专家、教授、学者、同仁和读者予以指教,以便我们及时修改,提高质量,更加完善,更加科学,更加实用,重要的是让更多民众身体健康,为社会服务,为人类造福,是我们最大的心愿。谨此致以衷心感谢!

张成礼

2022 年 10 月

目录

上篇　耳部保健

下篇　张氏传承、特色疗法

上篇　耳部保健

第一章

按摩耳朵健康与长寿

　　按摩耳朵健康与长寿是中国古老医学中的一个重要组成部分,是中国医学宝库中的一份珍贵遗产,有数千年的历史。近代通过按摩耳朵,在保养身体、减少疾病、治疗疾病、预防疾病、延年益寿等方面都有新的发展,并已逐步发展成耳穴诊断治疗学体系,成为别具一格的医学新学科,为继承和发扬耳穴疗法,进一步研究耳朵与整体联系的规律,用现代科学的知识和方法,开展实验研究,探索耳穴奥秘。

　　中医学认为,人的耳朵就像一个倒置的胎儿,人体的每一个器官和部位在耳朵上都有相应的穴位,大家对耳朵保健按摩就知之甚少。按摩耳朵,便可以得到跟按摩全身一样的效果,每种穴位不同组合可以治疗一种病或几种病,综合诊治达200余种疾病。目前全世界140多个国家和地区应用,为我国中医事业做出了巨大的贡献。

　　耳穴是祖国医学的一个重要组成部分,现已成为针灸学、按摩学的一门分支学科,并形成了独立诊断和治疗疾病的体系。耳穴工作者一直在不断地研究和探讨这个问题,并做了大量的研究,形成了各种学说,但迄今尚无一明确统一的认识,因此只能在研究耳穴诊断和治疗疾病的原理所做的工作和认识做一概述。我们的耳朵上,分布着93个穴位,全身器官组织在这里都有特定反射区。当躯体有病变时,往往会在耳朵相应部位反映出来。相传,乾隆养生的方法就是每天早上起来按摩耳朵,经常对耳朵进行按摩,会达到养生保健益寿的功效。

　　作者看过许多关于耳穴方面的内容及穴位疗法,2018年笔者撰写了《张氏耳病疗法》,记录有关耳穴的起源,耳与经脉、经别、经筋的关系,耳与五脏六腑的关系,耳与神经的关系,运用耳郭诊断疾病,刺激耳郭防治疾病的记载,许多治疗耳聋、耳鸣、耳部疾病的秘方及特色等。

　　中医提倡,提高身体素质,有病早治,既病防变,未病先防,让人们少生病不生病。许多老百姓不知道怎样防病,又不了解经络和穴位,特别是耳穴更难理解,他们讲究的是有病能治好,健康长寿就好,专家也好、大夫也好,能治好病就是好大夫。

　　按摩耳朵疗法具有简便易行、经济等特点,它不需要特殊医疗设备,也不受时间、地点、气候条件的限制,随时、随地都可进行;且平稳可靠,易学易用,无任何不良反应;由于它的非侵入性和无伤害性,非常容易被人们接受,是一种深受广大群众喜爱的养生健身和康复措施。随着社会的发展和人们对健康重要性的认识,按摩耳朵在养生康复中的作用更加受到人们的重视,将更为广泛地为人类健康发挥作用。

健康长寿是人们追求的目标,衰老则是人类生命的自然规律。按摩耳朵可以防病、治病、美容、抗衰老、延年益寿,在中国有着悠久的历史,通过按摩耳朵健康与长寿,治疗、预防疾病。作者把家传按摩耳朵的方法公之于众,一看即懂,一学就会,从不同角度列举了大量实例,以便读者学习和应用。

第一节　健康与长寿

健康与长寿是世界上每一个民族的共同愿望,在中医的健康医学中,更是体现着浓郁的哲学意境,是从几千年实践经验中总结出来的科学,是以健康长寿为目的的学术体系,它奠基于中国五千多年医学文化史上,具有独特的东方之巅和民族风格。

中医学认为,人生活在宇宙之间,生命必然会受到自然界变化规律的影响,人体生命活动与自然社会的关系,必须是和谐有序的,就是"天人相应""形神合一",健康特别强调人与自然环境和社会环境的协调。健康遵循自然变化的规律,是生命过程的节奏,随着时间、空间的移易和四时气候的改变而进行调整。中医认为,人体是一个有机的整体,人体患病绝不是无缘无故的,事物之间存在着因果和其他的相互作用、相互转变、相互影响及联系。因此,不能用孤立片面、静止不变的观点看待疾病,必须用普遍联系、整体动态的观点来指导临床诊断,才能获得对疾病本质的认识。中医以四诊(望、问、闻、切)体现了整体观念,以五脏(心、肝、脾、肺、肾)为中心,通过经络系统,把六腑(小肠、大肠、膀胱、胆、三焦、胃)及五体、五官、九窍、四肢百骸等全身组织器官联系起来,通过精、津、气、血的作用,共同完成人体功能活动。各组织脏器在生理上都是相互影响的,所以按摩耳朵可以防病、治病、抗衰老、延年益寿;必须从整体出发,体现着对整体性生命的管理,包括个体差异、环境等,环境包括自然环境和社会环境,比如季节、气候、地域等对人体都有影响,男女老幼不同,春夏秋冬之四季不同,地有南北高低之悬殊,都不可一概而论,如春多风、夏多暑、长夏多湿、秋多燥、冬多寒,所以各种季节易发不同类型的疾病。社会环境对人体也有不同的影响,比如战争、经济、社会观念、职业性质等,都决定着病变的性质,要根据疾病合理运用不同的按摩手法和穴位措施以达到最佳的健康长寿效果。

健康是指一个人在身体、精神和社会等方面都处于良好的状态。健康包括两个方面的内容:一是主要脏器无疾病,身体形态发育良好,体形匀称,人体各系统具有良好的生理功能,有较强的身体活动能力和劳动能力,这是对健康最基本的要求;二是对疾病的抵抗能力较强,能够适应环境变化,各种生理刺激以及致病因素对身体的作用。传统的健康观是"无病即健康",现代人的健康观是整体健康,世界卫生组织提出"健康不仅是躯体没有疾病,还要具备心理健康、社会适应良好和有道德"。因此,现代人的健康内容包括躯体健康、心理健康、心灵健康、社会健康、智力健康、道德健康、环境健康等。健康是人的基本权利,健康是人生的第一财富。

1. 健康　健康是生活质量的基础,健康是人类自我觉醒的重要方面,健康是生命存在的最佳状态,有着丰富深蕴的内涵。

1978年世界卫生组织给健康所下的正式定义衡量是否健康的十项标准:

精力充沛,能从容不迫地应付日常生活和工作。

处事乐观,态度积极,乐于承担任务,不挑剔。

善于休息,睡眠良好。

应变能力强,能适应各种环境变化。

对一般感冒和传染病有一定的抵抗力。

体重适当,体态匀称,身体各部位比例协调。

眼睛明亮,反应敏锐,眼睑不发炎。

牙齿洁白,无缺损,无疼痛感,牙龈正常,无蛀牙。

头发光洁,无头屑。

肌肤有光泽,有弹性,走路轻松,有活力。

健康不仅仅是指没有疾病或病痛,而且是一种身体上、精神上和社会上的完全良好状态。也就是说健康的人要有强壮的体魄和乐观向上的精神状态,并能与其所处的社会及自然环境保持协调的关系和良好的心理素质,健康是少生病、不生病、活得好、生命长。

2. 长寿　长寿就是指寿命长,人可以无穷进阶,人的可塑性和可改造性很强。据古籍记载,人的自然寿命(天年)当在百岁以上。明代张介宾《类经·卷一·摄生类一》注:"百岁者,天年之概。"俗语有"百年以后",即指死亡。中医经典著作《素问·上古天真论》云:"余闻上古之人,春秋皆度百岁,而动作不衰。……所以能年皆度百岁而动作不衰者,以期德全不危也。"《灵枢·天年》云:"黄帝曰:人之寿百岁而死,何以致之? ……百岁,五脏皆虚,神气皆去,形骸独居而终矣。"《尚书·洪范》篇云:"五福:一曰寿。"汉代孔安国《传》《注》云:"百二十年。"唐代孔颖达等《正义》《疏》云:"人之大期,百年为限。世有长寿云'百二十年'者,故《传》以最长者言之,未必有正文也。"又,古人将寿命的长短分为上、中、下三等,但具体年龄说法不一。

《左传·僖公三十二年》云:"尔何知? 中寿,尔墓之木拱矣。"唐代孔颖达等《正义》云:"上寿百二十岁,中寿百,下寿八十。"《养生经》云:"黄帝曰,上寿百二十,中寿百年,下寿八十。"《庄子·盗跖》云:"人上寿百岁,中寿八十,下寿六十。"《太平经·解承负诀》云:"凡人有三寿,应三气,太阳、太阴、中和之命也。上寿一百二十,中寿八十,下寿六十。"现在按世界卫生组织的划分:45岁以下为年轻人,45～60岁为老年前期,60～90岁为老年期,90岁以上为长寿人。我们每天按摩或揉搓耳朵120次,清晨3～5分钟,晚饭后3～5分钟,可以疏通经络、调和气血、调整脏腑功能、防治疾病,以达到长寿效果。俗话说"知足者常乐""笑一笑,十年少;脑一脑,老一老;斗一斗,瘦一瘦;让一让,壮一壮;愁一愁,白了头。"

第二节 按摩耳朵的作用

耳朵虽然小,却是我们聆听声音的重要器官;耳朵虽小,却发挥着重要的作用,我们的手、足、耳、臂、面、舌、眼、腹、背脊等在耳朵上都有相应的反射区;除了具有听觉功能以外,还是我们人体平衡的调节器,只有耳朵保持健康的状态,我们的身体就会健康。《黄帝内经·灵枢》中也有记载:"耳者,宗脉之所聚也。"因此,当我们通过按摩改善身体健康时,一定不要忽略耳朵。

耳朵是身体的五官之一,但不是一个孤立的器官,它和全身经络及五脏六腑有密切的联系。耳朵上有全身的反射区,经常按摩这些反射区对身体很有好处。我们都忽略了耳朵的重要性,认为耳朵除了能听声音在别的方面也没多大的作用,并不将其视为人体健康的一大功臣。经常按摩耳朵可以对全身经络及五脏六腑都有一定的保健效果。中医认为,按摩耳朵是非常有用的,经常按摩耳朵能够温补气血,调理身体,对疾病和机体功能有康复作用,提高机体免疫抗病能力,调节机体各系统的功能,促进血液和淋巴液循环,消除肿胀,软坚散结,改善皮肤营养,通利关节,使患者获取重新生活的自信与能力、恢复记忆力等。

1. 神经功能障碍 按摩耳朵能改善大脑皮质缺血的状态,提高脑组织摄氧能力,有通经活络、活血化瘀、醒脑开窍、宁心安神、镇静止痛的作用,用于治疗中风偏瘫、截瘫、痴呆、失眠、健忘、小儿脑瘫等。

2. 消化功能障碍 按摩耳朵对胃肠功能起双向调节作用,有健运脾胃、调和中焦、疏肝理气、通调腑气的作用,改善肝脏的循环,软化肝脏。用于治疗胃痛、消化不良、胁痛、腹泻、便秘、慢性肝胆病、肝硬化等。

3. 呼吸功能障碍 按摩耳朵可增强人体的呼吸功能,增加肺活量,调理肺气、宽胸理气、化痰降浊、止咳平喘、调理呼吸的作用,用于治疗急慢性支气管炎、支气管哮喘等。

4. 心血管功能障碍 有活血化瘀、培补心阳、通脉止痛、调整血压的作用。用于治疗心悸、心痛、高血压、低血压、脉管炎、心律不齐、冠心病等。

5. 精神功能障碍 有疏调情志、镇静安神、平肝安神、疏肝解郁的作用。用于治疗肝气郁结、抑郁症等。

6. 生殖功能障碍 有调理冲任、补肾益精、疏肝健脾、行气活血作用。用于治疗月经不调、痛经、带下、阳痿早泄、梦遗滑精等。

7. 泌尿功能障碍 按摩耳朵有调理肾气、疏通三焦气机和调理小便的作用。用于治疗遗尿、癃闭、小便淋漓不尽等。

8. 运动功能障碍 按摩耳朵能疏通人体经脉,改善骨质疏松患者的骨密度,舒筋活络、行气活血、化瘀止痛、通利关节、理筋整复的作用。用于治疗颈椎病、腰椎病变、肩周炎、类风湿性关节炎、痛风、骨关节病等。

9.五官功能障碍　按摩耳朵有明目聪耳、宣通七窍、通络止痛、通窍开音等作用。用于近视、斜视、慢性鼻炎、耳鸣、耳聋等。

10.免疫功能障碍　按摩耳朵对改善免疫功能有积极的促进作用,可以推动血液循环系统,另外还可以提升人体的抗病性能力,抗感染、抗自身免疫病、抗过敏反应、抗癌、镇痛等作用,都是通过调节失衡的免疫功能,修复淋巴细胞,又可预防和治疗肿瘤。

第三节　按摩耳朵的康复机制

按摩耳朵能调节经气,从而改善失调的脏腑功能,达到疾病康复的目的。根据老弱病残者机体的虚实状况,针对功能衰退、功能障碍或功能丧失进行的恢复性治疗,在其病变所属经脉或相关经脉上选取穴,按照"虚则补之""损者益之"的原则,采取适当的补泻手法,调整经络气血的功能活动,调治疾病,从而使脏腑经络的功能得到改善或恢复,促进形神功能的康复。

(一)通畅经络功能

通过按摩耳朵上的穴位刺激,能疏通经络,使气血周流,保持机体的阴阳平衡,使运行气血的功能恢复正常,经气通畅,经筋、皮部及机体各部得以濡养,各组织器官的功能由此得到改善和恢复。所以按摩耳朵后可感到全身肌肉放松、关节灵活,使人精神振奋、消除疲劳。如对中风偏瘫、痹证的康复治疗即是通过改善经络系统的功能,来达到肢体功能的康复。

(二)调节脏腑功能

通过按摩耳朵对脏腑之气进行调节,使其功能得到好转和恢复,可对各脏腑的功能起到调节作用。

1.脾胃功能　通过手法来调畅气机,促进胃肠的通降功能,达到健运脾胃的作用。增强小肠的吸收和胃泌素的分泌功能(图1-1)。

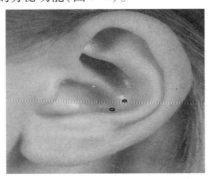

图1-1　脾胃反射区

按摩时间:按摩脾胃反射区3~5分钟,早晚一天2次,10天为一疗程。

功效主治:促进胃肠的通降功能,改善治疗胃肠疾病。

2.肝脏功能 能促进和加强肝的疏泄功能,提高肝糖原的动用率(图1-2)。

按摩时间:按摩肝脏反射区3~5分钟,早晚一天2次,10天为一疗程。

功效主治:能促进和加强肝的疏泄功能,预防治疗肝脏疾病。

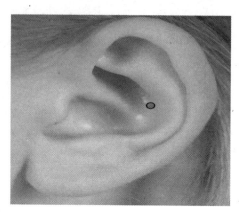

图1-2 肝脏反射区

3.心脏功能 加强血液循环,使血液黏滞度和周围血管阻力降低,扩张血管,从而改善心脏的功能。如急性心肌梗死的恢复期,虽无明显心力衰竭、心律失常、持续高血压和低血压等合并症,但仍有胸痛、胸闷、心悸、气短和情志抑郁等表现,说明心主血脉和神志的功能尚未完全恢复,可通过按摩耳朵使症状改善或消失,心脏功能得到改善和恢复(图1-3)。

按摩时间:按摩心脏反射区3~5分钟,早晚一天2次,10天为一疗程。

功效主治:改善心脏功能,预防治疗心脏疾病。

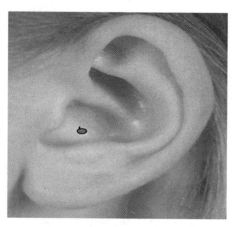

图1-3 心脏反射区

4.肺脏功能　可调整肺脏功能,改善呼吸,促进排痰;捏脊可增加肺活量(图1-4)。

按摩时间:按摩肺脏反射区3~5分钟,早晚一天2次,10天为一疗程。

功效主治:调整肺脏功能,预防、治疗肺脏疾病。

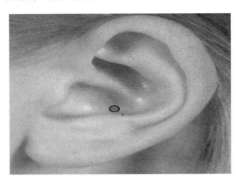

图1-4　肺脏反射区

5.肾脏功能　可起到填补肾精、强腰健肾的作用,促进血液循环,调整内分泌功能(图1-5)。

按摩时间:按摩肾脏反射区3~5分钟,早晚一天2次,10天为一疗程。

功效主治:填补肾精,调整内分泌功能,预防治疗肾脏疾病。

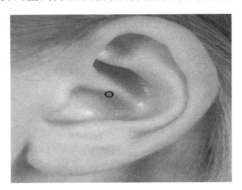

图1-5　肾脏反射区

(三)恢复肢体功能

诸多疾病均可能造成肢体功能的障碍,使患者丧失正常活动的能力。按摩耳朵可通经活络、舒筋活血、益肾强骨,使肢体的骨骼、经筋得养,功能得以改善和恢复。如坐骨神经痛患者,病变下肢不能正常活动,可通过按摩耳朵来减轻和消除疼痛,恢复病肢的正常活动。

(四)恢复神志功能

神志功能包括人的精神、意识和思维活动,其正常与否,和心、脑功能密切相关。按摩耳朵在调节人的神志方面具有明显的优势,可起到醒脑开窍、健脑益智和宁心安神的作用,使患者的神志功能恢复正常。如失眠、健忘是神志功能的异常,通过按摩耳朵进行调治,可使患者恢复正常的睡眠,改善和消除健忘症状。

(五)按摩耳朵能疏通耳窍,运旋荣卫

通过经气的传导来调和营卫气血。外邪入侵人体多因营卫气血失调所致,故通过手法调和营卫气血,达到预防疾病的目的。

(六)平衡阴阳,双向调节

调节机体阴阳平衡是养生康复的根本。通过手法的补泻、调和,可起到调节阴阳平衡的作用,而且大多具有双向调节作用。

第四节　按摩耳朵的手法

按摩耳朵手法,是一种防治疾病的外治法,常见按摩手法有两种:一是自身耳郭按摩法;二是耳郭穴位按摩法,有按、摩、揉、搓、捏、点、掐、拉等手法。

一、自身耳郭按摩法

在耳朵上不同的部位双手进行按摩1~3分钟,早晚各1次,每日2次,具有一定的保健治疗作用,故有"修其城郭"之称。长期按摩耳朵可以激发精气、通经活络、调理脏腑、健脾培中、补肾聪耳、止痛镇静、推动血液循环系统、提高人体抵抗能力。《黄帝内经·素问》曾论述身体衰退的原因:"肾精衰,元精亏,天癸竭",并注重"肾精多,气脉常通",俗话说:"按摩耳朵胜于服山参。"可以治疗多种疾病,如慢性咽炎、咽喉肿痛、头痛、头晕、耳鸣、耳聋、神经衰弱、高血压、痤疮、肾虚、尿频、夜尿多、前列腺炎、阳痿,颈、肩、腰、腿痛等多种疾病,有健肾、养生保健、延长寿命的功效。其按摩方法如下。

1. 全耳按摩法　双手掌心摩擦发热后,按摩耳郭腹背两面。先将耳郭向后按摩腹面,后将耳郭向前按摩背面来回反复按摩1~3分钟,亦可先做耳背按摩,双手掌劳宫穴对准耳背轻轻按揉,然后双手掌劳宫穴对准耳郭腹部,做全耳腹部按摩,此法可治经络、脏腑病症。

2. 手摩耳轮法　古代养生法曾提出"以手摩耳轮,不拘数遍,此所谓修其城郭,补其肾气,以防聋聩……亦治不睡也。"双手握空拳,以拇、示二指,沿耳轮上、下来回按摩直至耳轮充血发热即可。此法可防治阳痿、尿频、尿急、痔疮、腹泻、腰腿痛、颈椎病、心慌胸闷、头晕、头痛等,有健脑、聪耳、明目、补肾、健身等作用。

3. 提拉耳垂法　亦称双凤展翅法。双耳自行提捏耳垂,手法由轻到重,每次1~3分钟,每日早晚各1次,此法可治头痛、头晕、眼疾、小儿高热惊厥,亦有预防感冒的作用。

二、耳郭穴位按摩法

耳郭穴位按摩法亦称强化耳穴按摩法,常见有 3 种方法。

1. 点按法　指尖对准点按与疾病有关的相应穴位,每穴位点压 1~3 分钟,压力由轻到重以局部有胀、热、痛感为宜,如会气功者,可结合气功点穴。此法用于治疗疼痛疾病,并有预防、保健、养生之效。

2. 掐按法　右手拇指,对准耳前穴位点,示指对准耳后与耳前相对应的穴位点进行掐按,由轻到重,体弱者可轻手法,体壮者可重手法,每次掐按 1~3 分钟。此法适用于疼痛疾病如牙痛、头痛、胃脘痛、肝区痛,并可治感冒、鼻塞流涕。

3. 揉按法　指尖对准相应耳穴以顺时针方向揉按,压力由轻到重,以局部有热胀感、舒适感为宜。此法适用于婴幼儿、体质敏感者,治疗疼痛性疾病、消化不良等。

(一)耳穴分区按摩法

耳郭弯曲不平,有解剖分区,每个解剖部位与机体脏腑、组织器官、四肢百骸有密切对应关系,因此,分区按摩相应脏腑、组织器官病症。常见分区按摩法如下。

1. 耳屏按摩法　用两手示指指腹在耳屏外侧面及内侧面,以上、下顺序揉按各 1~3 分钟,此法可防治感冒、鼻炎、咽喉炎、咳喘、心慌、头痛、头晕等症。

2. 对耳屏按摩法　用两手示指、中指指腹提捏对耳屏,顺其走行方向由前下方向外上方来回按摩,拇指指腹从对耳屏前下方向外上方按摩,示指从对耳屏内侧面外上方向前下方按摩,按摩 1~3 分钟,以治疗头痛、头晕、头胀、失眠、心慌、心绞痛等,以调节大脑皮质兴奋和抑制功能、脏腑功能及心血管收缩功能、健脑、强壮作用。

3. 三角窝按摩法　用两手示指指尖,在三角窝按揉数次,可防治妇科疾病、肾虚阳痿、前列腺炎,并有降压、疏肝、镇静、止痛、利眠作用。

4. 耳甲艇按摩法　用两手示指尖或中指尖,在耳甲艇区从内向外,再从外向内按摩,此法可防治胃肠病、腹胀、便秘、腹泄、腹痛、脐周围痛、肝胆区疼痛,并有利尿消肿、促进消化吸收功能的作用。

5. 耳甲腔按摩法　用两手示指指尖,在耳甲腔点、按、揉,可防治胸痛、咳喘、心悸等。

(二)具体操作

1. 揉耳轮　将两手掌搓热,用手心指向耳轮轻轻地揉,先左右揉,再前后左右揉,以局部有热胀感、舒适感为宜。此法适用于婴幼儿、体质敏感者,揉耳轮 1~3 分钟,治疗疼痛性疾病、消化不良等。也可防治阳痿、尿频、尿急、痔疮、腹泻、腰腿痛、颈椎病、心慌胸闷、头晕、头痛等,有健脑、聪耳、明目、补肾、健身等作用。

2. 拉耳垂　先将两个耳垂搓热之后,然后用左右手的拇、示指同时来拉耳垂,计耳垂发烫。耳垂处的穴位有头、额、眼、舌、牙、面颊等器官的反射区。此法可促进血液循环、延缓老年性耳聋、减少耳鸣。拉耳垂 1~3 分钟,早晚各 1 次,每日 2 次。可治头痛、头晕、神经衰弱、耳鸣等疾病。

3. 提揉耳垂法　以双手示、拇指肚,分别提揉双耳垂,先轻轻捏揉耳垂,使其发红发热,然后揪住耳垂向下拉,再放手,让耳垂回原形,提揉1~3分钟,早晚各1次,每日2次。此法可抗衰、养颜、延年益寿。

4.按摩耳郭 将双手掌心对称地按于两耳屏部,慢慢地向下、向后至耳根,再向上至乳突、至颞部,再向前、向下回到两侧耳屏。如此轻轻按摩,不计次数,按摩到两耳郭潮红发热为度。可防治耳鸣、耳聋。《养生方》曰:"以手摩耳轮,不拘遍数,所谓修其城郭以补肾气,以防聋聩也。"防治胃肠病、腹胀、便秘、腹泻、脐周围痛、肝胆区疼痛,并有利尿消肿、促进消化吸收功能的作用。持续按1~3分钟,早晚各1次,每日2次。

5.推耳后 用两手中指指面,分别置于两耳后,沿翳风、瘈脉、耳壳后、颅息上下来回各推擦1~3分钟,早晚各1次,每日2次。至局部皮肤发热。此法具有滋肾养肝、降低血压的作用。适用于疼痛疾病如牙痛、头痛、胃脘痛、肝区痛,并可治感冒、鼻塞流涕。

6.拔双耳 两示指伸直,分别伸入两耳孔,旋转180度,反复3次后,立即拔出,耳中"啪啪"鸣响,一般拔1~3分钟,早晚各1次,每日2次。此按摩耳朵养生方法可使听觉灵敏,并有健脑之功,对于神经衰弱、健忘等疾病有一定疗效。也可防治感冒、鼻炎、咽喉炎、咳喘、心慌、头痛、头晕等症。

7.按摩耳轮 双手握空拳,以拇指、示指沿耳轮上下来回按摩1~3分钟,早晚各1次,每日2次。直至耳轮发热。此法有健脑、强肾、聪耳、明目之功,可防治阳痿、尿频、便秘、腰腿痛、颈椎病、心慌、胸闷、头痛、头昏等疾病。

8.扫耳法 用双手掌把耳朵由后面带动耳郭向前扫,紧接着再回过来时带动耳郭向后扫,会听到"擦擦"声,每次1~3分钟,早晚各1次,每日2次。此法可激活免疫系统的功能,能强肾健身,增强抗病力,可醒脑、补肾、调合阴阳。

9.提拉耳尖 用左手绕过头顶,以示、拇指夹右耳尖向上提拉,直至该处发热,每次1~3分钟,早晚各1次,每日2次。同样用右手绕过头顶,以示、拇指夹左耳尖向上提拉,此法可提高免疫系统的功能,有镇静、止痛、清脑明目、退热、抗过敏、养肾等功效,还可防治高血压、失眠、咽喉炎和皮肤病。

10.按摩全耳 双手掌心摩擦发热后,向后按摩腹面(即耳正面),再向前反复按摩背面,反复按摩1~3分钟,早晚各1次,每日2次。此法可疏通经络,对肾脏及全身脏器均有保健作用。可治经络、脏腑病症,可治头痛、头昏、小儿高热惊厥,亦有预防感冒的作用。

11.点按法 指尖对准穴点按,点按每次1~3分钟,早晚各1次,每日2次。压力由轻到重以局部有胀、热、痛感为宜,此法用于治疗头痛、头晕、头胀、失眠、心慌、心绞痛等,并有预防、保健、养生之效。

12.掐按法 用手拇指,对准耳后穴位点,示指对准耳前与耳前相对应的穴位点进行掐按,由轻到重,体弱者可轻手法,体壮者可重手法,每次掐按1~3分钟,早晚各1次,每日2次。此法适用于疼痛疾病如牙痛、头痛、胃脘痛、肝区痛,并可治感冒、鼻塞流涕等疾病。

13.按摩耳屏法 以示、拇指肚夹耳屏按摩,顺其走行方向由前下方向外上方来回按摩,当拇指指腹从对耳屏前下方向外上方按摩,示指从对耳屏内侧面,外上方向前下方按摩,重点按摩耳甲腔、耳甲艇,其属心、肺、呼吸道和消化、泌尿系统反射区。然后用双手中指插入耳道口,指肚向前对准耳屏内侧,每次 1~3 分钟,早晚各 1 次,每日 2 次。具有调节大脑皮质兴奋和抑制功能、脏腑功能及健脑、调理气血、开九窍、益五脏、健美、抗衰老的功能。以治疗头痛、头晕、头胀、失眠、心慌、心绞痛等。

14. 按揉法　以示、拇指夹耳屏,中指指尖,在三角窝按揉,每次 1~3 分钟,早晚各 1 次,每日 2 次。可防治妇科疾病、肾虚阳痿、前列腺炎,并有降压、疏肝、镇静、止痛、利眠作用。

15. 按摩耳甲艇法　用两手示指尖或中指尖,在耳甲艇区从内向外,再从外向内按摩,每次 1~3 分钟,早晚各 1 次,每日 2 次。此法可防治胃肠病、腹胀、便秘、腹泻、腹痛、脐周围痛、肝胆区疼痛,并有利尿消肿、促进消化吸收功能的作用。

16. 按摩耳甲腔法　用两手示指指尖,在耳甲腔、点、按、揉,每次 1~3 分钟,早晚各 1 次,每日 2 次。可防治胸痛、咳喘、心悸等。

17. 按摩耳窝　先按压外耳道开口边的凹陷处,此部位有心、肺、气管、三焦等穴,每次按压 1~3 分钟,早晚各 1 次,每日 2 次。直至此处明显的发热,然后再按压上边凹陷处。这个部位有胃、肝、胆、脾、大肠、小肠、肾、膀胱等器官的反射区,同样来回摩擦按压。

18. 按摩耳鼓　小指的指尖是心经的井穴,属于心,耳朵、眼属于肾。首先,掌心向后,然后用小指插进耳朵孔里,转 180°,让掌心向前,然后让手指轻轻地在里边蠕动,要注意,不要使劲地杵,而是轻轻地蠕动,就像小虫子一样在里面轻轻地动,突然将手指向前外猛地拔出来,最好能听见响。按摩每次 1~3 分钟,早晚各 1 次,每日 2 次。对防治耳鸣、耳聋、眩晕、神经衰弱等病有良好的疗效。

第五节　按摩耳朵的好处

我们中国有句老话叫:耳朵大了有福,中医看来还是有道理的,耳朵大的人有长寿之福。我们仔细观察会发现,很多长寿老人耳朵不但大,而且非常的厚,这是肾气强盛的表现,也是人的体内精神气足的表现,古人认为肾开窍于耳,故耳大是肾气健康的征象,肾气足则寿长,所以欲想长寿健康,护肾很重要。

按摩耳朵具有疏通经络、运行气血、调理脏腑的功效,促进局部的血液循环,疏通经络、振奋脏腑,达到强身健体的效果,可以使人耳聪目明,对听觉和肾脏都是有好处的。长期按摩耳朵对于身体有很好的帮助,因为耳部的穴位比较多的,长期地搓耳朵,按摩局部穴位,让身体产生良好的刺激作用,可以达到健肾壮腰、增强听觉、清脑醒神、身体健康、增强抵抗力、防病治病、促进健康长寿的目的。

第一个好处:活血驱寒。这是最明显的好处,我们天冷的时候不就是喜欢搓搓耳朵吗,一顿搓摸之后,感觉全身都暖和了,经常按摩耳朵 1~3 分钟,可以治疗头痛、头晕、颈痛、肩痛、腰痛、腿痛。

第二个好处:疏通经络。人体某一脏腑或者某一部位发生病变时,都会通过经络反映到耳朵的相应点上,所以经常按摩耳朵 1～3 分钟,可以疏通经络,使人体气血得到运行,脏腑得到调理,达到防病治病的目的。

第三个好处:美化容颜。每天按摩耳朵 1～3 分钟,可以起到一定的调节内分泌的作用,从而使人神志清爽、容光焕发,达到容貌美、肌肤美、体形美的效果。可以防治面部痤疮、扁平疣、脂溢性皮炎、脂溢性脱发、黄褐斑、白癜风、老年斑、色素沉着等病症。也可以治疗月经不调、痛经、闭经、带下等。

第四个好处:按摩耳朵 1～3 分钟,能够调整人体的血压,治疗高血压、低血压。比如高血压患者,可以用拇指搓耳轮后沟,向下搓用力稍重,向上搓用力稍轻;低血压者,向下搓用力稍轻,向上搓用力稍重。

第五个好处:加强抵抗力。按摩耳朵 1～3 分钟左右,人体中的白细胞数量就会出现增高的情况,同时吞噬细胞和抗体也会大大增加,按摩耳朵不但能促进血液循环,而且可以提高身体的抗病能力。可以治疗遗尿、扁桃体炎、鼻炎等症状。

第六个好处:预防耳鸣、耳聋。肾气通于耳,肾和则耳能闻五音矣。耳朵为肾经经过之处,经常按搓耳朵还可以调节听力,有效地预防耳鸣和耳聋等方面的疾病,每天按摩耳朵至少 2 次,先从上到下搓耳郭前部 9 下,再从上到下搓耳郭后部 9 下,按搓完以后,再用示指堵住耳朵孔 1～3 分钟,然后松开。

第七个好处:肾气旺盛。古人常说,肾主藏精,开窍于耳,对于那些肾气充足的人群来说,他们的耳垂往往是大而饱满的。女性如果在日常总是感觉到自己精神不济,还有就是身体比较虚,不妨用手经常按摩自己的耳朵,刺激耳朵上肾经的反射区,从而让肾部得到保养,那么精气神自然也就会变得旺盛了。按摩 1～3 分钟可以治疗气虚、肾虚、尿频、夜尿多,尤其对有前列腺炎、阳痿、早泄的患者有一定的效果。

第八个好处:调理气血,能够非常有效地刺激耳部的血液循环,从而带动全身的气血循环加快,调节身体血气运行。按摩 1～3 分钟可以治疗头晕、头痛、耳鸣、失眠等症状。

第九个好处:按摩耳朵 1～3 分钟,能促进血液循环、淋巴代谢,促进各部位功能的恢复,达到强身健体的目的。可以治疗心脑血管疾病,有助于疾病的治疗及预防作用。

第二章

耳部按摩与养生

早在《黄帝内经》成书之前，古代医学家就积累了不少关于耳与整体相联系的经验和知识，并将其加以总结归纳，在我国古代医学文献中早有记载。中国第一部经典医著《黄帝内经》和历代著名医学专著中，详细记述了耳穴、耳与经络脏腑关系，耳部疾病的发生与脏腑功能失调、经络的壅滞不通有关，当某一脏腑功能不足时或经络壅滞气血不能疏通时，就会在耳部出现反应，所以调整脏腑功能在耳部施以针灸或按摩就能达到防病、治病的目的。现在我们所用的耳针麻醉和耳针疗法，也是基于脏腑经络与耳的关系理论发展形成的。近代采用耳穴诊断、治疗、预防、保健等方面研究的深度和广度上都有新的发展，它不仅在我国医疗事业中发挥了很好的医疗保健作用，而且也对世界医学产生了影响，做出了贡献。

耳朵就像一个倒置的胎儿，它与机体内各个器官组织都有一定的联系，人体各器官组织在耳郭的局部皮肤上都有相应的刺激点，一旦器官组织发生病变，耳上的某个特定部位（中医称之为"穴位"）就会产生一定的变化和反应，因此当刺激某个耳穴时，就可以诊断和治疗体内相应部位的疾病，一些有经验的医学专家可以通过耳部皮肤颜色的深浅变化，有无凹凸变形、结节或脱屑、毛细血管是否充盈等协助诊断疾病（图2-1）。

按摩耳朵是一种预防及治疗全身疾病的特色疗法，适应证广、疗效好、安全可靠，无不良反应，操作方便，具有调节阴阳平衡、镇静止痛、脱敏止痒、疏通经络、调和气血、补肾健脾等诸多功能，因此被广泛应用于临床，治疗的病症遍及内、外、妇、儿、五官、皮肤、骨科等，而且对许多疾病都有立竿见影的效果。现代研究表明，按摩耳朵能改善人体微循环、增强免疫功能，具有抗衰老和保健的作用，而且还可以预防及治疗疾病等，备受各国人民欢迎。

中医学认为，耳不单纯是一个孤立的听觉器官，它与经络、脏腑有着密切的联系。据《难经》记载，人体手三阳、足三阳经脉，或其支脉、别络等都联系耳部，三阴经则通过经别（离入出合）合于阳经而与耳相通。此外，阴跷脉、阳跷脉、阳维脉以及手太阳经筋等也与耳有联系，由于经脉内联脏腑外络肢节，耳与五脏六腑及人体各部之间，在生理、病理方面也是息息相关的，所以出现在耳部的阳性反应点可以作为诊断上的参考（有诸内必形诸外），同时刺激耳穴也可治疗多种内脏及全身病症。用十二正经理论解释耳穴诊断治疗的机制，调节肢体运动的功用，故能使下肢灵活、跷捷。气的运行主要通过阴阳跷脉而散布全身,卫气行于阳则阳跷盛,主目张而不欲睡;卫气行于阴则阴跷盛,主目闭而欲睡,说明跷脉的功能关系到人的活动与睡眠(耳穴治失眠、美容、减肥的引申)。因为跷脉与耳有相关性,所以我们可以进一步理解为什么耳穴能较好地治疗失眠、减肥及美容,也可以理解为什么在针灸减肥中既用体针又用耳针,两者配合而不易反弹。针灸大全所载八脉八穴,外关通于阳维,其主治症有肢节肿痛、膝部有冷感、四肢不遂、头风、背胯内外骨筋疼痛、头项疼痛、眉棱骨痛、手足热、发麻、盗汗、破伤风、脚跟肿、眼目赤痛、伤寒自汗、表热不解等,因此刺激相应耳穴能够治疗相应的病症。

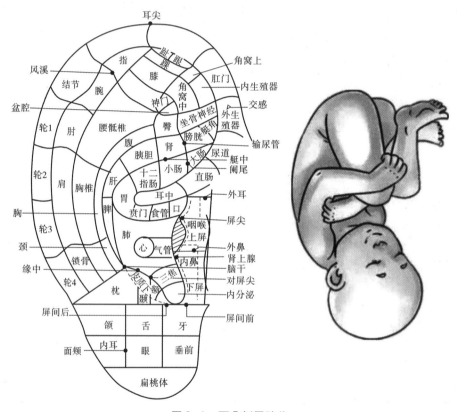

图 2-1　耳朵倒置胎儿

　　总之,现代的耳穴研究,追本溯源是起源于传统的祖国医学,耳穴诊断治疗根植于博大精深的中医理论,在西医研究进入基因时代以及中西医发展差距日益剧增和振兴中医的今天,从传统的中医古典理论来研究耳穴的治疗机制,更有深刻的现实意义,有大量的文献证实,刺激耳穴能改变体内的一些神经,从而达到治疗疾病的目的。

第一节　耳与经络脏腑的关系

中医学认为,耳通过经络与人体脏腑、肢节、器官产生联系。其中,耳与手足三阳经的联系最为密切,六条阳经皆入耳中或分布于耳区周围。脏腑功能失调时,就会通过经络的联系,在双耳的耳穴上显示出来。按摩耳朵可刺激经络,疏通经气,调节脏腑功能,使五脏精气充盛,经络气血畅达。《黄帝内经》记载:"耳者,宗脉所聚也。"耳郭经络纵横交错,是人体经络会合的场所,与全身经络内外相应、上下贯通,十二正经都直接或间接上达于耳,因此耳部与全身经络的联系是相当紧密的。人体发生病变时相应的经络就会气血运行不畅,致使脏腑的精气不能滋养相关组织器官,而反应在耳朵上的一定穴位会出现阳性反应点,采用按摩、耳针、耳压等疗法刺激耳穴,可激发机体免疫功能,调整阴阳平衡,改善脏腑、经络气血的协调关系,用来诊查和防病、治病。

耳与脏腑、经络有着密切的关系,《内经》中对耳与经脉、经别、经筋的关系都有比较详尽的记载。如《灵枢·邪气脏腑病形》篇:"十二经脉三百六十五络,其气血皆上于面而走空窍,其精阳之气,上走于目而为睛,其别气走于耳而为听。"《灵枢·经脉》篇记载:"小肠手太阳之脉……其支者,却入耳中。""三焦手少阳之脉……其支者,……系耳后,直上出耳上角……其支者,从耳后入耳中出走耳前。"《灵枢·经筋》篇还提到了足阳明之筋、手太阳之筋、手少阳之筋与耳的关系。《素问·脏器法时论》曰:"肝病者,虚则……耳无所闻。"《素问·玉机真脏论》记:"脾……不及则令人九窍不通。"《难经四十难》记:"肺主声,令耳闻无声。"《灵枢·脉度》篇记:"肾气通于耳,肾和则耳能闻五音矣。"孙思邈《千金方》中提出:心气通于舌,寄见于耳,荣华于耳;《张氏耳病心法》中记载:"肾为耳之源,肾开窍于耳。"肺主气,"一身之气贯于耳,主听。"各脏腑组织在耳朵均有相应的反应区(耳穴)。刺激耳穴,对相应的脏腑有一定的调治作用。刺激耳穴的主要方法有针刺、埋针、放血、耳穴贴压、磁疗、按摩等。人体某一部分有病时,就会反应在耳郭的一定部位上,这些部位就是治疗的刺激点,统称为耳穴。新中国成立以后,中国的传统医学获得了迅速的发展,耳针麻醉、耳穴埋针、耳穴按摩、耳穴压丸、耳穴磁疗、耳穴贴膏、耳穴点刺放血、耳穴温针、耳穴艾灸等方法应运而生,根据现代生物全息理论及实践证明,耳朵与全身各部都有着密不可分的对应关系。身体任何一个器官都可以在耳部找到对应的反射区域,并可借助刺激达到调整、治疗的效果。耳朵就像是一个倒置的胎儿:头朝下,臀部和下肢朝上,胸部和躯干位于中间,耳穴则是耳朵皮肤表面和人体脏腑、经络等相沟通的部位。耳穴疗法,按摩疗法等方法准确地刺激相应耳穴处,并给予适度的揉、按、捏、压,使其产生酸、麻、胀、痛等刺激感应,以达到治疗目的的一种外治疗法。可治疗 200 余种疾病,获得极好疗效,为人类健康做出了积极贡献!

耳朵,并非是单一的听觉器官;耳朵虽小,却是全身经络汇聚之处。耳朵是整个机体的缩影,带有机体的全部信息。耳穴通过经络连接到体内的各个脏器,这就是耳穴的生物全息规律。身体某个部位一旦发病,病理反应就会循着经络路线迅速传递到相关的耳穴上,在耳穴表面发现异常,如能再对这些穴位进行刺激,便会使病态逐渐退却,症状消失,病状痊愈。

耳朵本身又属于微循环的范畴,故给耳穴以微小的刺激,在远端的大脑既能获得比较大的能量,所以在临床上给耳以小的刺激,却能收到意想不到的显著效果。每个正常的耳郭都具有反映其疾病的能力,因此反过来,给这些反映点以适量的刺激,再配合中医脏腑辨证、西医神经学说取穴,就能对人体失常的肢体、器官起到调节作用,使其恢复平衡状态(图2-2)。

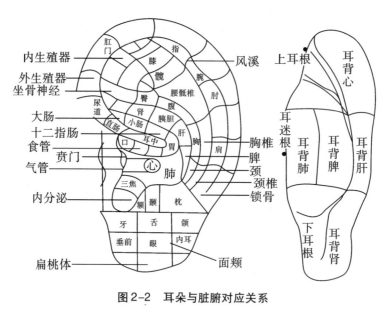

图2-2　耳朵与脏腑对应关系

第二节　按摩耳朵的养生机制与作用

一、按摩耳朵的养生机制

按摩耳朵具有调节阴阳平衡、疏通经络、调五脏六腑、镇静止痛、调和气血、扶正祛邪、脱敏止痒的作用,由于按摩耳朵能刺激人体相关腧穴,调动机体潜在的自身调节能力和抗病能力,使正气旺盛,阴阳调和,邪气不能入侵,从而保持形、神的健康。因此被广泛应用于临床,治疗的病症遍及内、外、妇、儿、五官、皮肤等科,而且对许多疾病都有立竿见影的效果。具体作用机制主要有以下几方面。

（一）通经络

气血畅行无阻是健康的基本保证。疾病前机体的不适感、疾病的产生和机体功能的障碍，都是经络气血运行不畅所造成的。当机体某些经脉或局部经络发生阻滞或运行不畅时，按摩耳朵可疏通经络，激发经气，增强经气的运行，使经络得以疏通，气血流畅，阴阳调和。《灵枢·邪客》说："此所谓决渎壅塞，经络大通，阴阳得和者也。"只有经络畅通，气血运行正常，人体才能保持健康不生病。

（二）理脏腑

人体是一个有机的整体，经络与脏腑相通，脏腑的健康和病理信息可通过经络传递到位于人体表面的皮部和耳部经络腧穴，按摩耳朵可激发经气，通过经络系统的联系起到调节脏腑功能的作用。如：

心经、心包经腧穴可通调心脉，宁心安神，使心气充沛，脉道通利，血脉通畅，神志安宁，思维敏捷，身心健康。

肺经腧穴能调节肺气，使呼吸畅达，百脉通顺，宣肃有序，水道通利，皮毛腠理致密，病难入侵。

脾经、胃经腧穴可强健脾胃功能，使脾胃受纳、消化、吸收、运化水谷的功能旺盛，气血生化有源，水湿得以运化，机体有足够的气血津液濡养，还能加强脾统血的功能，保证血液在经脉里正常运行。

肝经、胆经腧穴能疏肝理气，通畅肝气，保持其正常的疏泄功能；同时也可调整血液的贮藏和血量调节作用，使气机升降有序，气血津液运行输布畅达，情志舒畅。

肾经腧穴能调补肾精，而保持肾脏藏精、纳气、主水的功能正常，骨齿坚固，髓海充盛，身轻脑健，形神不衰。

六腑之气不通会引发或加重诸多疾病，如高血压、中风、冠心病、便秘、胆囊炎、小便不通等。六阳经腧穴可起到通调六腑之气的作用，使食物进入体内后的受纳、消化、吸收和排出体外的整个过程通畅，保持六腑功能通降，实而不满，代谢有序，身体安康而不病或少病。

（三）调虚实

按摩耳朵通过补虚泻实，使机体达到新的平衡，从而使人体不发生疾病或康复疾病。《灵枢·邪客》云："补其不足，泻其有余，调其虚实以通其道，而去其邪。"调虚实，是机体状态、腧穴作用和按摩手法三者作用的结果；调整机体疾病前的不平衡状态，防止疾病的发生和渐进。

（四）扶正祛邪

按摩耳朵重在扶正，始终保持正气旺盛的状态，体现了中医"治未病"的指导思想。

（五）调和阴阳

阴阳调和是人体健康的关键，按摩耳朵对阴阳的失衡进行调整，可损其有余，补其不足,使失衡的阴阳建立起新的平衡,达到养生保健防病的目的。

二、按摩耳朵的作用

按摩耳朵是通过对耳朵上的穴位进行刺激,来达到养生的效果,如果我们能利用好身体的这个优势一定能很好地养生保健,耳朵上有很多的穴位是对应身体的器官。平时可以适当进行耳朵按摩,通过耳朵按摩可以促进血液循环,疏通经络,调节脏腑功能,同时可以提高身体抵抗力,达到养生保健、预防疾病、延年益寿的功效。

第一,治疗身体气短乏力、爱出汗的情况

很多患者会出现气短乏力,并且非常容易出汗,如果还伴随有困倦,这种情况的患者是身体出现了气虚的情况,重要的就是补气,所以应该进行耳部按摩补气。

第二,面色苍白、两眼发干的情况

如果患者出现面色苍白,并且嘴唇、指甲等都出现发白的情况,同时手脚感觉到麻木,在日常的生活中经常出现眼睛干涩、心跳加快的情况,如果是女性,还会出现月经量减少、脸色没有光泽的情况。这种情况的患者是身体出现了血虚的情况,重要的就是补血,所以应该进行耳部按摩补血。

如果患者还出现了消化不良、食欲缺乏的情况,那么首先需要做的就是调养脾胃、增加食欲。如果是气血两虚造成的,一定要进行耳部按摩补气血为主。

第三,四肢冰凉,容易感冒的情况

很多患者,特别是冬天的时候,就算穿了很多的衣服依旧比同龄人更加怕冷,并且还会出现手脚冰凉的情况,除此之外还会出现尿频、容易感冒、不爱吃寒凉的食物等,这种情况的患者是身体出现了肾阳虚的情况,所以应该进行耳部按摩补肾阳为主。

第四,大便干燥、手心发热的情况

如果感觉到眼睛干涩、手心和脚心或者是身体的其他部位出现发热的情况,同时还伴随有大便干燥或是便秘的情况,这种情况的患者是身体出现了肾阴虚的情况,所以应该进行耳部按摩滋补肾阴为主。

第五,脾气不好,容易发火的情况

如果经常感觉到焦躁、脾气不好、爱发火,有可能是出现了肝气郁结的情况,这种情况的患者应该以耳部按摩疏通全身的气机为主。

按摩耳朵的好处非常多,能养生保健,还能延年益寿,一定要积极地做起来。

第三节　体质养生

根据人体脏腑、阴阳、气血、津液的盛衰偏颇和气化代谢的强弱,人类体质大体可分平和型、阴虚型、阳虚型、气虚型、痰湿型、瘀血型、湿热型、阳热型 8 种类型。实际生活中,更为常见的是兼挟体质,即同时具有 2 种或 2 种以上体质特征的体质状态。常见的兼挟体质有痰湿兼瘀血、痰湿兼气虚阳虚、阳盛兼阴虚、气虚阳虚兼瘀血痰热、阴虚兼瘀血、气郁血瘀兼痰湿等。但是有轻重、体质的差异。

一、平和型

肥瘦匀称,健壮有力,毛发润泽,目光有神,精力充沛;既耐寒又耐热,对环境的适应性强;胃纳佳,没有特殊的饮食嗜好;二便正常规律;淡红舌,薄白苔,脉率匀整。性格平和,情绪稳定,睡眠良好。

1. 形成原因　往往有良好的遗传背景,有长寿家族史。自幼成长环境宽松、稳定。有良好的生活起居习惯,饮食结构合理。

2. 养生原则　协调阴阳,畅通气血,促进代谢。

3. 饮食宜忌　没有品种上的禁忌,但不能自持体格健壮而烟酒无度,暴饮暴食,可以根据不同的季节进行适当的饮食调养。

4. 生活起居　保持原有的良好生活习惯。如工作、学习等原因,长期不能规律地生活起居,可能引起体质的变化。

5. 四季保养　以进食应时应节、新鲜食物为宜。生活起居遵循"春夏养阳""秋冬养阴"的原则。

春季宜食用荠菜、鲜韭菜、竹笋、芫荽、新茶等有助于阳气升发的食物。增加户外活动,庭院散步,郊游踏青,使情绪心态舒展畅快。

夏季谨记饮食卫生,防止病从口入。不可过食冰凉、冷冻的饮食。适当食用绿豆、西瓜、冬瓜、苦瓜、丝瓜、黄瓜、番茄、菊花等清热解暑的食物,同时也可以视具体情况选食西洋参、太子参、鸭肉、马蹄、白扁豆、莲子等益气养阴去湿之物。避免在烈日酷暑环境下剧烈活动,以及过度贪凉。

秋季适当进食胡萝卜、桂花、秋梨、红枣、银耳、百合、葡萄、龙眼、花生等应时食物。"春捂秋冻",锻炼耐寒。可登高远望,旅游远足,调整心态。

冬令是进补的好时机,可适当地进食核桃、阿胶、人参、鸡肉、龙眼肉、羊肉、海参、牡蛎等滋阴壮阳的食物。同时要适当运动,振奋阳气。衣服、居室均不宜过暖。

二、阴虚型

易感温热之邪,病症多化热、化火,常见瘦小或瘦长体形,怕热,手足心热;皮肤偏干或偏油,肤色苍或赤,面部偏红或颧红,常有烘热感;眼睛巩膜红丝较多,混浊,目干涩,视物昏花;唇红微干,咽喉干燥,口臭口疮;不耐夏热;大便偏干或秘结,小便短黄。容易早衰。舌体瘦小,色红少苔,脉细数。性格急躁易怒,情绪波动或敏感压抑;睡眠质量差或经常睡眠时间短。

1. 形成原因　先天禀赋;经常熬夜,性格内向压抑,五志化火;房劳过度;长期服用利尿药、清热利湿药;过食辛辣燥热食物,吸烟,妄投温补;环境污染。

2. 相关脏腑　肝肾阴虚、肺肾阴虚、肺胃阴虚;容易阴虚火旺。

3. 常见兼挟体质　气阴两虚、阴虚兼瘀血、阴虚兼痰湿。

4. 易感疾病　不寐、便秘、眩晕、咳嗽、喉痹、消渴、目疾、温病、肺痨等,患病易于化热。

5. 养生原则　养阴降火,镇静安神。以饮食调理、心神调养为主。

6. 饮食宜忌　不宜温燥、辛辣、香浓的食物,如辣椒、花椒、胡椒、八角、茴香、香菜、葱、生姜、蒜、鲫鱼、扁豆、酒、咖啡、红茶、鹌鹑肉、雀肉、羊肉、虾。不宜经常用炸、煎、炒、烘、烤等烹调方式。宜食寒凉清润的食物,如葡萄、西瓜、梨、香蕉、枇杷、罗汉果、绿茶、菊花、西红柿、甘蔗、芹菜、菠菜、苋菜、丝瓜、苦瓜、黄瓜、山药、莲藕、马蹄、绿豆、百合、黑芝麻、豆腐、鸭肉、螃蟹、田螺、淡菜、牡蛎、海参、鳜鱼、银鱼、鲍鱼、墨鱼、龟肉、鳖肉等。可常食用百合粥、桑椹粥、山药粥。

7. 生活起居　熬夜、工作紧张、剧烈运动、酷热环境均会加重阴虚体质,应尽量避免。适宜太极拳、气功、八段锦等传统静神动形的健身术。不宜温泉或桑拿泡浴。起居规律,情绪平和,工作有条不紊,对阴虚体质的养生保健非常重要。应保证充分的睡眠。

8. 常用中药　西洋参、沙参、麦冬、天冬、黄精、百合、白芍、玉竹、石斛、山药、地黄、枸杞子、旱莲草、女贞子、五味子、冬虫夏草、龟板等。

9. 常用方剂　六味地黄丸、杞菊地黄丸、知柏地黄丸、天王补心丹、首乌延寿丹。

10. 四季保养　冬寒易过,夏热难熬,易感温热之邪。

春季容易阴虚火旺,肝阳上亢,引起失眠、痤疮、口臭等。宜进食清凉滋润的食物,如百合、鲜莲藕、新鲜水果和蔬菜、菊花茶、绿茶等,多饮水;不宜进食海鲜、虾、香菜、鲫鱼、春笋等"发物"以及温补之品。高血压病患者当心血压上升,减少食盐,平稳情绪,确保睡眠。可练习养肝功:大嘘三十遍,细嘘三十遍,一切热者,数数嘘之,绵绵不绝为妙。亦可用太极拳、气功、八段锦等传统健身术,不宜剧烈运动。

夏季不宜食热性食物,否则内热难耐,或引起痔疮出血,甚至中风。食用鸭肉与冬瓜、芡实、薏苡仁、绿豆,有清暑滋阴、健脾化湿之功。乌梅汤或以甘蔗汁、西瓜汁、萝卜汁配以少量菊花煮水饮用。尽量避免日晒。有条件可去避暑胜地过夏。

秋季多食新鲜水果、黑芝麻、百合、杏仁、芦笋、山药等,切忌辛辣燥热、煎炸动火之物。研习咽津功:全身放松,心平气和,自然呼吸,口唇微微闭合,用舌在口腔牙齿间内外上下搅动,津液满口时,分3次慢慢咽下。

冬季可进食厚味滋补肝肾之品,如熟地黄、黑芝麻、沙参、麦冬、石斛、黄精、龟板、鳖甲、山药、枸杞子、牡蛎、海参、鲍鱼等。一般冬令进补的膏方中多有人参、黄芪、肉桂、鹿茸等温热之品,此为阴虚体质的大忌,不宜食火锅,如吃火锅也应以清汤、豆腐、菠菜、芹菜、海带、番茄等锅料为主,不用姜葱提味,仅用麻油即可。冬令应避免伤精之举:过于温补、房事过多、运动剧烈,否则"冬不藏精,春必病温。"

三、阳虚型

胖瘦之人均可见,中年常有发胖;乳房发育不佳;毛发易于脱落,面色㿠白不华,目光清澈,口唇色淡,肢体不温,经常感到背部和膝关节以下怕冷;耐夏不耐冬,喜温热食物,大便偏溏,夜尿多,小便清长,容易水肿,舌体淡而胖嫩,苔白水滑,脉沉细。性格多沉静,容易神疲倦怠,消沉,悲观;不喜运动;缺乏性欲。

1. 形成原因　先天禀赋,色欲劳伤,大病之后或慢性病,常服苦寒清热之药,过食生冷寒凉之品,老年人。

2. 相关脏腑　脾胃虚寒,脾肾阳虚。

3. 常见兼挟体质　阳虚瘀血、阳虚痰湿、阳虚痰瘀互结。

4. 易感疾病　肥胖、阳痿、不孕、痹证、感冒、胃痛、腰痛、腹痛、腹泻、痰饮、水肿、胸痹等。

5. 养生原则　温补脾肾,温化水湿。以饮食调养、运动健身为主。

6. 饮食宜忌　不宜多食生冷、苦寒、黏腻的食物,比如梨、西瓜、香蕉、枇杷、马蹄、甘蔗、柿子、冬瓜、黄瓜、丝瓜、苦瓜、芹菜、茄子、蚕豆、绿豆、百合、甲鱼、鸭肉、田螺、蟹肉、绿茶、冷冻饮料等。尤其不宜多饮清热泻火的凉茶。适宜低盐饮食。

宜食温热、甘缓的食物,比如荔枝、龙眼、樱桃、杏、核桃仁、栗子、韭菜、芥菜、香菜、胡萝卜、洋葱、香菇、黄豆芽、黑豆、山药、雀肉、牛肉、羊肉、狗肉、鹿肉、鸡肉、鹌鹑肉、黄鳝、草鱼、海虾、饴糖、酒、咖啡、红糖、生姜、辣椒、胡椒、糯米等。进补之品适合蒸、焖、煮、炖等烹调方法。

7. 生活起居　常年坚持体育锻炼,如跑步、跳舞、爬山、做体操等。多晒太阳,进行日光浴。不可久居阴暗潮湿之处。可经常泡浴温泉、洗热水澡。

8. 常用中药　威灵仙、仙茅、肉苁蓉、巴戟天、杜仲、鹿茸、补骨脂、益智仁、核桃仁、菟丝子、沙苑子、人参、黄芪等。

9. 常用方剂　参茸丸、金匮肾气丸、济生肾气丸、龟鹿二仙膏等。

10. 四季保养　耐春夏之热,不耐秋冬之寒,易感寒邪,得病容易寒化而成寒证。重在"春夏养阳"。

春季适当进食升阳之品,如陈皮、谷芽、韭菜、花生、葱、姜等。慎脱衣减装,要适当"春捂",先减上衣后减下衣。

夏季避免长时间在空调环境中生活、工作。不可在室外、树荫、过道等风口之处露宿。尽量少食菊花、绿豆等清热降火的药食。阳虚明显者可以在"三伏天"进补温热之品,如羊肉、狗肉、童子鸡等,或艾灸足三里、气海、关元、肾俞、命门等穴位。春夏季宜多晒太阳。

秋季不可"秋冻"。注意保温,尤其腰部和下肢脚部,先穿棉裤。宜食偏温的水果,不宜食生冷瓜果。

冬季宜进食温补的羊肉、狗肉、鹿肉、童子鸡、虾、鹿茸、蛤蚧、紫河车、菟丝子、核桃仁、栗子、胡萝卜等。谨避寒邪,有条件者可以到温暖的南方过冬。秋冬季要保证积极的运动锻炼,振奋阳气。

四、气虚型

肥瘦之人均可见。四肢倦怠,肌肉松软,不喜运动;面色白,口唇淡;稍活动即汗出,头晕眼花,腹部下坠,寒热耐受力较差,冬怕寒,夏怕热,易于感冒;食少不化或喜食甜食,大便正常或不爽;舌淡嫩,边有齿痕,脉虚缓。性情多柔和,喜静懒言,目光少神。

1. 形成原因　先天禀赋;少时脾胃受伤,气血不足;长期患有慢性消耗性疾病,大病久病之后;长期过度劳累或思虑过度,营养不良;月经过多;房劳过度;过度减肥。

2. 相关脏腑　脾胃气虚、肺脾气虚、肾气虚。

3. 兼挟体质　气虚阳虚、气虚痰湿、气虚血瘀、气虚血虚。

4. 易感疾病　感冒、腹泻、营养不良、胆囊炎、胆结石、中暑、汗证、惊悸、胃下垂、脱肛、子宫下降、肾下垂、肾结石等。

5. 养生原则　补益脾肺,升举清阳。以饮食调养,慎避风邪为主。

6. 饮食宜忌　不宜多食生冷苦寒、辛辣燥热等寒热偏性比较明显的食物;少食油腻,不易消化的食物;平时应注重饮食调理,适当进补,宜缓补而忌滥补,呆补。

宜食性质平和而偏温的食物,比如山药、龙眼肉、莲子、藕粉、大枣、鹌鹑肉、羊肉、栗子、粳米、糯米、胡萝卜、南瓜、黄鱼、苹果、葡萄干、红茶、香菇、蜂蜜、饴糖、蜂王浆、黄鳝等。

7. 生活起居　注意季节转换、气候变化,谨防呼吸道疾病和过敏性疾病。平时坚持轻度运动锻炼,如散步、慢跑、太极拳等。避免疲劳。气虚体质多与血虚并见,过度思虑,过久看书、看电视,均会劳伤心脾,耗气伤血。平时经常按摩,艾灸大椎、风池、气海、关元、脾俞、肺俞、肾俞。

8. 常用中药　人参、白术、茯苓、黄精、党参、山药、黄芪、鸡内金、当归、大枣、扁豆等。

9. 常用方剂　薯蓣丸、补中益气丸、八珍丸、玉屏风散、香砂六君丸、归脾丸、生脉饮等。

10. 四季保养　气虚体质既不耐寒又不耐热,稍不注意即易感冒,以致终年难清。

春季少用辛温之品,"减酸增甘以养脾气",以防肝木横克脾土,如山药、大枣、莲藕、饴糖、糯米等。阳气升发不足,低血压、低血糖、头晕、倦怠、内脏下垂等可以用补中益气丸等。适当增加运动。

夏季不宜大量运动及曝晒,要保证睡眠,避免伤暑。倦怠少气多汗者可以适当进补,如党参、西洋参、麦冬、百合、葡萄干等。

秋冬季适合温补,如大枣、龙眼肉、人参、党参、黄芪、山药、牛肉、羊肉、母鸡等,但是不可过于温燥,可以稍加白芍、麦冬、熟地黄等。

五、痰湿型

肥胖者较多见,腰腹部肥满,肢体沉重倦怠;肤色白滑;口干而不喜饮水,口中经常黏腻,喜食肥甘厚味香浓,经常胸闷或腹部胀满;大便溏烂,或后重黏滞;白带多;舌体胖大,舌苔白腻,脉濡或滑。经常神昏、头重,反应较慢,嗜睡、打鼾。

1. 形成原因　先天禀赋;慢性消化道炎症;长期多食肥甘厚腻及寒凉生冷之品,饮食过咸,常饮凉茶;暴饮暴食,进食速度过快;嗜酒;用药不当,过用滋补;过度安逸,缺乏运动;夏季长期在空调环境中生活、工作;久居潮湿之地。

2. 相关脏腑　脾虚生痰、肝脾不和、脾肾阳虚、肝胆郁滞。

3. 兼挟体质　中老年多偏于气虚阳虚;年少者多偏于阳热。痰瘀互结、气虚痰湿、阴虚痰湿、阳虚水泛。

4. 易感疾病　肥胖、耳鸣、耳聋、失眠、痰饮、胸痹、眩晕、中风、消渴、癫、狂、痫、带下症、不孕症。

5.养生原则 健脾化痰,疏理气机。以饮食清淡、运动锻炼为主。

6.饮食宜忌 控制饮食量,不可多食多饮,最忌暴饮暴食和进食速度过快。限制食盐摄入量。

不宜多食水果及油腻、肥甘、滋补、酸性、收涩以及寒凉、苦寒的食物,如醋、芝麻、核桃仁、百合、银耳、燕窝、西瓜、李子、梨、板栗、桃、杏、橘、香蕉、枇杷、马蹄、甘蔗、猪肉、鳜鱼、鳖肉等。

宜食清淡、稍偏温燥或有去湿作用的食物,如山药、薏苡仁、扁豆、赤小豆、白果、锅巴、黄豆芽、陈皮、辣椒、咖喱、白萝卜、葫芦、豆角、冬瓜、鲫鱼、鲤鱼、鲈鱼、羊肉等。

7.生活起居 中年人定期检查血脂、血糖、血压。多户外活动,晒太阳和日光浴。坚持运动,每次运动需全身汗出、面色发红为宜;运动后不宜马上洗澡,可先用干毛巾擦干全身,待汗出明显减少之后洗澡。平时坚持洗热水澡,经常热水泡浴至全身微微发红。嗜睡者应减少睡眠时间。衣着宽松,并用棉、丝、麻等透气散湿的天然纤维制作。避免久居潮湿之处。

8.常用中药 陈皮、半夏、薏苡仁、山药、茯苓、赤小豆、冬瓜皮、威灵仙、白术、鸡内金等。

9.常用方剂 绞股蓝总苷片、通泰胶囊、陈夏六君丸、排毒养颜胶囊、金匮肾气丸。

10.四季保养 痰湿体质由于体内多湿,易感内外湿邪为患,得病多缠绵难愈。春夏最易生湿、生痰,春因肝木克脾土,夏因暑湿困脾胃,脾胃受伤则痰湿内盛。要注意春季防肝旺,夏季防暑湿。

春季不宜进食发物,以免扰动伏痰宿饮。不宜进食生冷黏腻等助湿生痰,妨碍阳气升发的食物,如动物脂肪、糯米甜点心、水分多性寒凉的水果和蔬菜。雨季湿重,应多运动。

夏季饮食要温暖,不可冷冻寒凉;生冷瓜果不可多食,尤其是清凉饮料及西瓜、甜瓜等。不可长时间直吹风扇,空调温度过低等;宜洗热水澡。夏季保持正常通畅的汗出非常重要。

秋季空气干爽,虽然利于痰湿体质,但是水果仍不宜多食,尤其是梨、柿、石榴。

冬季可食温热麻辣的火锅消散痰湿,不宜食大枣、阿胶、蜂蜜。

六、湿热型

肤色偏黄,有"浊"而不清爽之感;经常胸脘痞闷,口苦口臭,唇红,龈齿发黄;不耐热;喜食肥甘油腻之品;大便燥结或黏滞不爽臭秽难闻,小便黄赤,带下经常色黄有味;舌质红,舌苔黄腻;脉滑数。性情多急躁易怒,烦闷懈怠。

1.形成原因 先天禀赋;嗜烟嗜酒,恣食肥甘厚味;滋补不当;情志抑郁。

2.相关脏腑 脾胃湿热、胃肠湿热、肝胆湿热。

3.兼挟体质 湿热体质多属过渡性体质。由于湿热体质往往感到多种不适,经常会服用清热利湿的中药或抗菌消炎的西药,随着时间的推移常向阴虚或痰湿、气虚转化。

4.易感疾病 肥胖、湿温、暑湿、腹泻、痢疾、淋证、疮疡、带下症、带状疱疹、黄疸、肝炎、感染性疾病。

5. 养生原则　健脾去湿、疏肝利胆、通腑泄热。

6. 饮食宜忌　少食性热生湿、肥甘厚腻的食物,如烟酒、奶油、动物内脏、辣椒、菠萝、橘子、杧果、山楂、柿子、石榴、猪肉、羊肉、狗肉、燕窝、银耳、甲鱼、海参等。

宜食清淡去湿的食物,如冬瓜、苦瓜、丝瓜、黄瓜、西瓜、绿豆、赤小豆、芹菜、莴笋、荠菜、鲜藕、扁豆、薏苡仁、豆角、绿豆芽、豆腐、萝卜、田螺、鲫鱼、鲤鱼、海带、蚬肉、泥鳅、葫芦、大麦、蚕豆。

7. 生活起居　不宜熬夜及过度疲劳;注意个人卫生,加强锻炼,增强体质。

8. 常用中药　薏苡仁、赤小豆、陈皮、杏仁、茵陈、滑石、车前草、淡竹叶等。

9. 常用方剂　清开灵口服液、君泰口服液、清热去湿冲剂、溪黄草冲剂。

10. 四季保养　春季气温回升,注意清热,谨防温病;夏天谨防暑湿为患,注意清热祛湿。多饮水,保证大便畅通、小便清利,保持皮肤清洁。秋冬不可妄进温补、滋补之品。

七、瘀血型

面色晦暗,易生色斑及生黑眼圈,口唇色暗,皮肤干燥,瘙痒;口干,但欲漱口不欲咽;时有疼痛(如头痛、胸痛、胃脘痛、腹痛、痛经等);月经不调;舌质瘀暗或暗淡,有瘀点或瘀斑,舌下静脉曲张;脉涩。七情长期压抑不得舒展,较少运动,表情抑郁或呆板。

1. 形成原因　先天禀赋;长期七情不调,生活不规律;慢性疾病;久服寒凉的药物或食物;长期生活在寒冷的环境中(包括夏季过于贪凉);小儿少见,中老年增多。

2. 相关脏腑　肝郁气滞血瘀。

3. 兼挟体质　阳虚血瘀、气虚血瘀、痰瘀互结、瘀热内结。

4. 易感疾病　肥胖、黄褐斑、痤疮、胸痹、肝硬化、消化道溃疡、痛经、脱发、肿瘤、郁证。

5. 养生原则　疏肝理气,活血化瘀。以情绪调节、运动锻炼、避免寒冷为重点。

6. 饮食宜忌　不宜多食寒凉、温燥、油腻、收涩的食物。

宜食具有健胃、行气、活血作用的食物,如鸡内金、陈皮、玫瑰花、茉莉花、山楂、黑木耳、黑豆、薤白、韭菜、酒、醋、红糖、红花油、桂皮、茴香、椒盐桃仁、糖醋大蒜、柠檬、洋葱、蘑菇、香菇、刀豆、茄子、藕、螃蟹等。可适当饮酒。如属瘀久化热、瘀热在内,则要避免温热燥火。

7. 生活起居　多做户外活动,坚持运动,运动量可以适当加大,如跑步、登山、游泳、打球等较为合适。

8. 常用中药　山楂、桃仁、红花、当归、田七、川芎、丹参、益母草等。

9. 常用方剂　逍遥丸、血府逐瘀口服液、生化汤、复方丹参片等。

10. 四季保养　重点在春季和冬季。春季从情绪、饮食、运动等方面疏发肝气,促进气血畅达;夏季不可贪凉饮冷;冬季谨避寒邪,注意保暖,加强运动,鼓动血脉,减少怫郁。

八、阳热型

体格壮实,面色红润,声高气粗,喜凉怕热,大便干结熏臭,小便黄赤,易生口气、体气,易生疮疡,舌质红,舌体老,苔薄白。性情急躁或情绪活跃,外向。

1. 形成原因　先天禀赋;母亲妊娠时过食辛辣燥热,肥甘煎炒,或情志不宁。气候变暖,温室效应,气候变化以"阳热"为主。饮食辛辣燥热,肥甘厚味,热量过高。七情抑郁,五志火;过于温补,如多食人参、黄芪等。以小儿、青少年多见,中老年少见。

2. 相关脏腑　脾胃积热、心肝火旺、肺胃热盛、肝火旺盛。

3. 兼挟体质　痰热、湿热、平和质兼内热、阴虚内热。

4. 易感疾病　急性喉痹、热病、肺痈、便秘、淋证、失眠、癫狂、肥胖、疮疡、痤疮、感染性疾病。

5. 养生原则　清热泻火,生津养阴。饮食调理为主。

6. 饮食宜忌　不宜辛热之品,如生姜、辣椒、茴香、胡椒、韭菜、奶酪、烟酒、羊肉、狗肉、鹿肉及油煎、烧烤、厚味甜腻食品等。

宜多食水果、蔬菜,尤其是黄瓜、冬瓜、苦瓜、丝瓜、西瓜、绿豆芽、绿豆、绿茶、菊花、藕粉、芹菜、梨、苹果、橙子、杨桃、马蹄、冰糖等。

7. 生活起居　生活规律,坚持运动锻炼,不使阳气内郁化热,以较大运动量为宜。

8. 常用中药　火炭母、木棉花、苦丁茶、鸡骨草、芦根、菊花、夏枯草、决明子、淡竹叶、金银花、连翘。

9. 常用方剂　导赤散、五花茶、龙胆泻肝汤、清胃散等。

10. 四季调养　春季和冬季是养生的重点。因春季阳气回升,容易感受热邪;冬季伏热在里,容易热自内生。阳热体质四季均易上火,饮食要偏于清凉甘寒,不宜随意进补,尤其不宜温补。

春季阳气升发,带动伏热,衣装不宜"捂",饮食宜清凉;夏季重在清解暑热,宜绿豆、海带、西瓜、菊花茶、五花茶等;秋季易出现肺与大肠燥热不通,宜梨、香蕉、猕猴桃、麻子仁、杏仁、蜂蜜等以宣泄燥热;冬季寒冷,毛孔闭塞,食欲旺盛,伏阳在里,不宜过于保暖。

第四节　四季养生

一、春季养生

春三月,从立春到立夏前,包括立春、雨水、惊蛰、春分、清明、谷雨六个节气。春为一年四季之首,乃万象更新之始,是生发的季节,春回大地,阳气升发,天气由寒转暖,自然界各种生物萌发生育,一派欣欣向荣的景象。如《素问·四气调神大论》云:"春三月,此谓发陈。天地俱生,万物以荣。"因此,春季养生在起居、情志、饮食、运动锻炼诸方面,都必须顺应春天阳气升发、万物萌发向上的特点,以保持内环境的相对平衡。

1. 起居调养　《素问·生气通天论》曰:"春三月……夜卧早起,广步于庭,被发缓形,以使志生……此春气之应,养生之道也。"指出人们春季起居养生,应该晚睡早起。早晨起床,披散长发,舒缓形体,在庭院中信步漫行;晚睡,多沐浴春日暖暖的阳光,使身心感到舒畅,以顺应春季生发之气。

春季阳气始生,气候变化较大,极易出现乍寒乍暖的情况,加之人体肌表腠理开始变得疏松,对于外邪的抵抗能力有所减弱,所以,此时不宜过早脱去棉衣,特别是年老体弱者,减脱冬装尤应审慎,不可骤减。对此,早在《千金要方》就有告诫,主张春天衣着宜"下厚上薄",既养阳又收阴。《老老恒言》亦有类似的记载:"春冻未泮,下体宁过于暖,上体无妨略减,所以养阳之生气。"我国民间历来有"春捂秋冻"之说,确为春季养生经验之谈。否则,过早脱去棉衣极易受寒,易患流感、上呼吸道感染、气管炎、肺炎等呼吸系统疾患。因此春季必须注意保暖御寒,做到随气温变化而增减衣服,使身体适应春天气候变化的规律。

2.情志调节　春属木,与肝相应。肝主疏泄,在志为怒,恶抑郁而喜调达。故春季养生,在情志方面,切勿暴怒,更忌精神忧郁,要加强精神修养,用积极向上的态度对待任何事情,做到心胸开阔,乐观豁达,精神愉快。如《类修要诀》指出:"戒怒暴以养其性,少思虑以养其神,省言语以养其气,绝私念以养其心。"对待自然界万物态度方面,如《素问·四气调神大论》云:"生而勿杀,予而勿夺,赏而勿罚。"即要培养热爱大自然的良好情怀和高尚品德,对自然万物多加关爱,注意保护。所以我国古代就有春季"禁伐木,覆巢杀胎夭"(《淮南子·时则训》)之诫。在春光明媚、风和日丽、鸟语花香的春天,踏青问柳,登山赏花,临溪戏水,行歌舞风,陶冶性情,使自己的精神情志与春季的大自然相适应,充满勃勃生气,以利春阳之生发。

3.饮食调养　《素问·藏气法时论》说:"肝主春……肝苦急,急食甘以缓之,肝欲散,急食辛以散之,用辛补之,酸泻之。"肝旺于春,与春阳生发之气相应,喜条达疏泄;肝木太过则易克伐脾土,影响脾胃的消化功能。酸味入肝,具收敛之性,不利于阳气的生发和肝气的疏泄;而甘味补脾培中,故春季宜食辛甘发散之品,而不宜食酸收之味。《摄生消息论》曾说:"当春之时,食味宜减酸增甘,以养脾气。"《金匮要略》亦有"春不食肝"之说,以防肝木太过而克伐脾土。

一般而言,为适应春天阳气升发和肝之疏泄的需要,春季在饮食上应遵循上述原则,适当食用辛温升散或辛甘发散类食物,如麦、枣、葱、花生、香菜等。但也不能矫枉过正,过用辛辣和发散类食物,以免使腠理开泄过度,给病邪打开方便之门,民谚有"春忌麻黄夏忌苏""茼蒿、芥菜,吃了痒难忍"。许多医家对这种看法也是肯定的。如《食医心镜》说:"是月(三月)节五辛,以避厉气,五辛,葱、蒜、韭、薤、姜是也。"金元名医李东垣对此做了明确的解释:"蒜、韭、姜、醋、大料物之类,皆大力发散之品,都易耗伤,不宜多服、久服。"

春天气候开始由寒转暖,雨水增多,适宜万物生长,同时也适合细菌滋生,而这时人们经过一冬的蛰居斗室,体内多有积热,人体抵抗力减弱,各种旧疾便易发作出来,邪气也易乘虚而入,所以人们说春天是多发病的季节,为适应这种气候所造成的体质状况,我国饮食养生学还主张春天"宜净膈去痰水,小泄皮肤微汗,以散玄冬蕴伏之气"。宜食散寒、祛风的屠苏酒、防风粥等食物,少食过于辛温燥辣的食物,特别是有肝病的人更应注意。《养余月令》记载得更详细:"春日宜用芡实粥……益精气,强智力,灵耳目""地黄粥以补虚""怀山药粥补肺肾,固肠胃""防风粥去四肢风""茯苓粥健脾安神,治欲睡不得睡""白木耳粥补肺阴,肺虚、咯血、劳咳、潮热"。

4.运动锻炼　为了适应春天阳气升发的需要,可结合自己的身体条件,选择合适的运动方式,如玩球、跑步、打拳、做操等,形式不拘,灵活掌握。运动锻炼最好到空气清新的地方,如在公园、广场、树林、河边、山坡等处进行。

放风筝是春日里一种非常有益和有趣的娱乐体育活动。放风筝有起步、小跑、带线等动作,急缓相间,对身体极为有益,其乐无穷。对此古人早有体会。宋代李石的《续博物志》记载:"春日放鸢,引线向上,令小儿张口而视,可以泄内热。"清富察敦崇著《燕京岁时记》云:"儿童放之空中,最能清目。"在锻炼身体之时,也娱乐了心神,舒畅了心情。

二、夏季养生

夏三月,从立夏到立秋前,包括立夏、小满、芒种、夏至、小暑、大暑六个节气。夏季烈日炎炎,雨水充足,万物茂盛,日新月异。阳极阴生,万物成实。正如《素问·四气调神大论》所说:"夏三月,此谓蕃秀;天地气交,万物华实。"人在气交之中,故亦应之。所以,夏季养生要顺应夏季阳盛于外的特点,注意养护阳气,着眼于一个"长"字。

1.起居调养　《素问·四气调神大论》说:"夏三月,夜卧早起,无厌于日。"指出夏季作息,应晚些入睡,以顺应自然阴气的不足,早些起床,以顺应阳气充盛。因为夏天太阳升得早,清晨空气新鲜,早起后到室外参加一些活动,不要厌恶日长天热,仍要坚持参加劳动和体育锻炼,以适应夏日养长之气。

夏季气候的特点是气温高、湿度大。高温会影响中枢神经系统的稳定,使人的神经反射变得迟钝,胃纳不佳,精神萎靡不振,严重者可出现中暑昏迷。据研究,中暑与高温日数和日最高气温有关。当日平均气温高于 31 ℃时,中暑人数明显增多,如果日最高气温高于 37 ℃并持续 6 天以上,中暑人数将急剧增多。高温也可增加人的兴奋性,使人烦躁不安、头痛、头昏和失眠。温度高,湿度大,气压低,使汗液不易排出和散发,也会让人感到烦躁疲倦。加上夏天昼长夜短,晚上闷热,睡不好觉,这样自然影响人的身体。民谚"人到夏至边,走路要人牵",生动地反映出人们这时的生理状态。因此,夏季起居要注意防暑降温。我国古代就创造了许多简便、有效的居室降温方法。如"执扇摇风",冬季储冰,夏季室内放冰降温和喷洒凉水降温等方法,还有的寻找阴凉通风处乘凉和用水洗澡冲凉等,以减轻闷热多汗给人造成的不适。

现在,人们的防暑降温条件大大改善,有风扇、空调之类,但夏日高温汗出较多,腠理开泄,易致风寒湿邪侵袭。如若过分贪凉,也会给人带来危害。故睡眠时不宜长时间电扇送风,更不宜夜晚露宿。有空调的房间,也不宜室内外温差过大。纳凉时不要在房檐下、过道里,应远离门窗之缝隙。可在树荫下、水亭中、凉台上纳凉,但不要时间过长,以防贼风入中得阴暑症,或易患"风痹不仁,手足不遂,言语謇涩"等疾。对此古人早有告诫,《养余月令》说:"仲夏之月,万物以成,天地化生,勿极热,勿大汗,勿暴露星宿,皆成恶疾。忌冒西北风,邪气犯人。"民间夏季睡觉有五忌:一忌室外露宿;二忌袒胸露腹;三忌睡在地上;四忌穿堂风;五忌通夜不停扇。

午饭后,适当安排午睡,对身体健康极为有益。一则可避暑热炎炎之势,二则可弥补夜间睡眠之不足,消除疲劳。研究表明,人的睡眠是"双相位"的,即一天中有两次睡眠峰,一次睡眠高峰在夜晚(称"大睡"),一个次峰在中午(称"小睡")。据观察,凡有午睡习惯的人,夜晚深睡期和快波睡眠时间都延长,从而保证了次日精神饱满和精力充沛。由于夏季夜间睡眠时间较短,故午睡更具有重要的意义。

酷暑盛夏,每天洗一次温水澡,是一项值得提倡的防暑降温的健身措施。不仅能洗掉汗水、污垢,使皮肤清爽,消暑防病,而且能够锻炼身体。因为温水冲洗时水压及机械按摩作用,可使神经系统兴奋性降低,扩张体表血管,加快血液循环,改善肌肤和组织的营养,降低肌肉张力,消除疲劳,改善睡眠,增强抵抗力。没有条件洗温水澡时,可用温水毛巾擦身,也能起到以上作用。

在衣着方面,由于夏日天热多汗,衣衫要薄一些,要勤洗勤换,久穿湿衣或穿刚晒过的衣服都易使人生病。

2. 情志调节 《素问·四气调神大论》指出:"使志无怒,使华英成秀,使气得泄,此夏气之应,养长之道也。"就是说,夏季切忌急躁发怒,要保持神清气和,快乐欢畅,胸怀宽阔,精神饱满,如同含苞待放的花朵那样自然舒展,对外界事物要有浓厚的兴趣,培养乐观外向的性格,以利于气机的宣畅,这是适应夏季的养长之道。如果违背这种养长之道,就会损伤心气,削弱人体适应秋冬天气候变化的能力,到了秋冬时节,则易患咳嗽之类的病症。

夏属火,内应于心。夏季暑气当令,火热蒸迫汗液外泄,汗为心之液,心气最易耗伤。而心藏神,为君主之官。心神充沛则人体功能旺盛而协调,神气涣散则脏腑功能失调而易于患病。故当炎热之夏日,尤其要重视心神的保养、精神的调摄,以保证人体全身功能的协调旺盛,保证脏腑功能的正常运行。嵇康在其《养生论》中指出,炎热夏季"更宜调息静心,常如冰雪在心,炎热亦于吾心少减,不可以热为热,更生热矣。"既强调夏季保养心神的重要性,更用生动形象的比喻教人调养心神的方法。这与民间常说"心静自然凉"的夏季养生法寓意相通。

3. 饮食调养 夏季气候炎热,暑热当令,心火易于亢盛,一般情况下,饮食上宜用清心泻火、清暑之物,如西瓜、香瓜、绿豆、赤豆、苦瓜之类;暑热出汗较多,可适当用些冷饮,补充水分,帮助体内散发热量,清热解暑。但切忌贪凉而暴吃冷饮、冰水、凉菜、生冷瓜果等,否则会使脾胃功能受到影响,甚至酿生疾病。老年人、小儿体质较弱,对于过热、过冷刺激反应都较大,所以更不可过贪冷饮之类。

况且,夏季人体气血运行趋向体表,相对而言,消化道的气血供应减少,使脾胃的消化功能减弱,若暑热挟湿则更易伤及脾胃,致脾胃运化失司,升降失常,则会出现胸闷、纳呆、肢体困倦乏力、精神萎靡、大便稀薄等症状。因此夏季饮食又以清淡、少油腻、易消化为原则,也可适当选用具有酸味、辛辣香气的食物,以开胃助消化,增强脾胃的纳运功能。

夏季致病微生物极易繁殖,食物极易被污染而腐败、变质。这个季节是肠道疾病多发、高发季节,因此要讲究饮食卫生,谨防"病从口入"。对于剩饭、剩菜要回锅加热,经常使用的炊具、饭具、茶具等要经常消毒,妥善保管。

4. 运动锻炼 暑热使人体汗出较多,易伤阴耗气,若长时间在日光下活动可能引起中暑。所以夏季运动时要避开炽热烈日之时,并注意加强防护。最好在清晨或傍晚天气较凉爽时进行室外运动锻炼。宜选择运动量较小或适中的运动方式,如散步、慢跑、打太极拳、做广播体操、练气功等。运动时所穿衣服宜松软、宽大、浅淡、穿脱方便。运动后出汗较多时，可适当饮些凉开水，切勿用冷水冲头洗澡，以免招致感冒或引起风湿痹痛。

三、秋季养生

秋季三个月，从立秋开始到立冬前一天止。包括立秋、处暑、白露、秋分、寒露、霜降六个节气。《素问·四气调神大论》说："秋三月，此为容平，天气以急，地气以明。"秋令时分，自然界的阳气渐渐收敛，阴气逐渐增长，气候由热转寒，是由阳盛向阴盛较变的关键时期。秋季万物成熟，果实累累，正是收获的季节，人体的生理活动也要适应自然环境的变化，与"夏长"到"秋收"自然阴阳的变化相应，体内阴阳双方也随之由"长"到"收"发生变化，阴阳的代谢也开始向阳消阴长过渡。因此，秋季养生，从饮食、起居、情志、运动等诸方面，均要考虑到秋季的特点，以养收为原则。

1. 起居调养　秋季，自然界的阳气由疏泄趋向收敛，起居作息要相应调整。《素问·四气调神大论》说："秋三月，早卧早起，与鸡俱兴。"早卧以顺应阴精之收藏，早起以顺应阳气的舒展，使肺气得以宣肃，避免秋之肃杀之气对人体产生的不良影响。

俗话说"春捂秋冻"，秋冻是秋季一种有益的养生方法，是指秋风时至，虽然天气逐渐转凉，但衣被要逐渐添加，不可一下加得过多，捂得太严；即便是晚秋，穿衣也要有所控制，有意识地让机体"冻一冻"。这样，避免了多穿衣服产生的身热汗出，汗液蒸发，阴津耗伤，阳气外泄，顺应了秋天阴精内蓄、阳气内收的养生需要，也为冬季藏精做好准备。现代研究表明，微寒的刺激，可提高大脑的兴奋性，增加皮肤血流量，使皮肤代谢加快，机体的耐寒能力增强。

对于"秋冻"的理解，不应局限于未寒不忙添衣，应从广义上把它引申为秋季的一个养生法则。如睡觉不要盖得太多，尤其是小孩，多盖极易导致出汗伤阴耗津。各种运动锻炼如打球、爬山、冷水浴、散步等，无论何种活动都应注意一个"冻"字。尤其是冷水浴，是符合"秋冻"的有效方法，应整个秋天坚持，不要间断。

"秋冻"是秋季最佳的养生方法，但也应掌握好"尺度"。如衣服的添加与否，应根据天气的变化来决定，只不过不宜添得过多，裹得太紧，以自己感觉不过于寒为准。况且，常言道，"出门须防三、九月"，初秋暑热未尽，凉风时至，天气变化无常，即使在同一地区也会有"一天有四季，十里不同天"的情况。因而，应多备几件秋装，做到酌情增减。特别是老年人机体代谢功能下降，血液循环较慢，既怕冷，又怕热，对天气变化非常敏感，应及时增减衣被。在深秋时节，风大转凉，特别是北方的九月，凄风苦雨，冷空气势力日渐增强，有时气温会骤然下降，甚至出现雨雪天气，容易使人受凉感冒，不仅出门在外的人要注意防寒保暖，即便在家的人也应避免着凉，否则就有违"秋冻"的原意了。

耐寒锻炼的运动量，也当因人而异，即根据个人具体情况对待，以汗液将出未出为好，切勿搞得大汗淋漓，从而保证阴精的内敛，顺应秋之主收的特性。所以耐寒锻炼应循序渐进，体弱者少练，大风天不练，不能外出者在阳台或窗旁练。

2. 情志调节　秋天是宜人的季节，但气候渐转干燥，日照减少，气温渐降；草枯叶落，花木凋零，往往使人触景生情，在一些人心中引起凄凉、垂暮之感，产生忧郁、烦躁等情绪变化。特别是退休、离休在家的老年人，一生颇多坎坷，身心屡遭戕伐，对不良刺激的耐受性下降,面对此情此景,常常频忆旧事,更易生垂暮、忧愁之感,甚至引起忧郁症的发生或加重。为什么人在秋季容易产生"秋愁"呢？研究认为,人的大脑中有个叫松果体的腺体,能分泌"褪黑激素",这种激素能使人意志消沉,抑郁不乐。充足的阳光照射能抑制黑色素的分泌,故夏季不易生悲愁感。但秋凉之后,光照时间减少,松果体分泌褪黑激素相对增多,人的情绪就低沉消极。此外,褪黑激素还有调节人体其他激素的作用,褪黑激素分泌增多时,甲状腺素、肾上腺素的活性便相对受到抑制,它们的相对减少,也会使人精神不振,令人顿生秋愁。

怎样防止秋愁？《素问·四气调神大论》指出:秋季应"使志安宁,以缓秋刑,收敛神气,使秋气平;无外其志,使肺气清,此秋气之应,养收之道也。"说明人们为了适应秋天的"容平"之气,减轻秋季对人心理上带来的不良反应,减少忧郁性精神病的发作,关键在于培养乐观情绪,保持神志安定。巴甫洛夫曾说过:"愉快可以使你对生命的每一跳动、对于生活的每一印象易于感受,不论躯体上和精神上的愉快都是如此,可以使身体发展,身体强健。"又说:"一切顽固沉重的忧悒和焦虑,足以给各种疾病大开方便之门。"

秋季调节情志的方法有很多,如增加户外活动,多接受日光照射;养花、垂钓;选择性听一些娱乐解郁的乐曲、唱剧均可排解心中的郁闷,使心情愉快。

我国古代民间有重阳节(阴历九月九日)登高赏景的习俗,也是养收法之一,登高远眺,可使人心旷神怡,一切忧郁、惆怅等不良情绪顿然消散,是调解精神的良剂。

3. 饮食调养 《素问·藏气法时论》说:"肺主秋……肺欲收,急食酸以收之,用酸补之,辛泻之。"酸味收敛补肺,辛味发散泻肺,秋天宜收不宜散。所以,饮食上尽可能少食葱、姜等辛味之品,适当多吃一些酸味果蔬。秋时肺金当令,肺金太旺则克肝木,故《金匮要略》又有"秋不食肺"之说。

每年自秋分到立冬,天气少雨,气压高,空气干燥,为燥气当令之时,外界的燥气容易耗伤人体的阴津,使人出现一派"燥"象。如感受秋燥,易患感冒;秋燥再多食辛辣之品,便会出现喉痒、呛咳等咽喉炎的表现;某些疾病在秋燥的影响下,也易复发或加重,如支气管扩张、肺结核等,此时咳嗽、咯痰、咳血等症状加重;还有平素胃热而阴津不足的人,容易发生大便干结,同时出现目赤、口舌生疮、烦躁不安等一系列症状。为防止秋燥对人体带来不良影响,在饮食上宜养阴润燥润肺为法。

《饮膳正要》说:"秋气燥,宜食麻以润其燥。"《瞿神隐书》主张入秋宜食生地粥,以滋阴润燥。皆说明"润其燥"是秋季饮食养生之大法。具体来说,首先要多喝开水、淡茶、果汁饮料、豆浆、牛奶等流质食物,以养阴润燥,弥补损失的阴津;其次多吃新鲜蔬菜和水果。秋燥最易伤人的津液,多数蔬菜、水果性质寒凉,有生津润燥、清热通便之功;蔬菜、水果含有大量的水分,能补充人体的津液。果蔬富含维生素 C、B 族维生素及无机盐、纤维素,可以改善燥气对人造成的不良影响。另外,还可多吃些蜂蜜、百合、莲子、芝麻、木耳、银耳、冰糖等清补润燥之品,以顺应肺脏的清肃之性。少吃辛辣煎炸热性食物。韭菜、大蒜、葱、姜、八角、茴香等辛辣的食物和调味品,煎炸的食物如炸鸡腿、炸里脊、炸鹌鹑等,多食皆会助燥伤阴,加重秋燥。

秋季是大量瓜果上市的季节,但除龙眼、葡萄、荔枝外,大部分水果性偏寒凉,因此在食用时应有所节制,特别是老年人肠胃功能薄弱,多食会损害阳气,降低消化功能,引起腹泻、呕吐等病症,所以更应引起足够的重视。谚语说:"天时虽热,不可贪凉;瓜果虽美,不可多食。"确是经验之谈。而且每一种水果又都有它自身的特性,在选用时不要盲目。如平素内火较重,口舌易于生疮,大便秘结者宜多食梨、香蕉、柿子、猕猴桃等寒凉类水果,而素体阳虚,动辄腹泻者则宜食桃子、荔枝、龙眼、樱桃偏温燥的水果。

4. 运动锻炼 秋天,天高气爽,是开展各种运动锻炼的好时期,可根据个人具体情况选择不同的锻炼项目,亦可采用《道藏·玉轴经》所载的秋季养生功法,即秋季吐纳健身法,对延年益寿有一定好处。

四、冬季养生

冬季从立冬开始到立春前一天为止,包括立冬、小雪、大雪、冬至、小寒、大寒六个节气。是一年中气候最寒冷的季节。自然界,天寒地冻,阴气盛极,阳气潜伏,草木凋零,蛰虫伏藏,用冬眠状态养精蓄锐,为来春生机勃勃做好准备。人体的阴阳消长代谢相对缓慢,故冬季养生,应避寒就暖,敛阳护阴,以收藏为本。

1. 起居调养 冬季起居调养,《素问·四气调神大论》曾有详细的论述:"冬三月,此为闭藏,水冰地坼,无扰乎阳;早卧晚起,必待日光……去寒就温,无泄皮肤,使气亟夺,此冬气之应,养藏之道也。"指出冬季的起居养生,宜早睡晚起,最好等待日出以后活动,以免扰动阳气;还要注意防寒保暖,护阳固精。《千金要方·道林养性》也说:"冬时天地气闭,血气伏藏,人不可作劳汗出,发泄阳气,有损于人也。"在寒冷的冬季里,不应当扰动阳气,破坏阴成形大于阳化气的生理现象。因此,要早睡晚起,日出而作,以保证充足的睡眠时间,以利阳气潜藏,阴精的积蓄。

实践证明,人体的许多疾病都与季节和天气变化有关。在严冬由于气温下降,冷空气刺激,使呼吸道抵抗力下降,易致一些慢性气管炎急性发作;若气温骤降或寒潮来临,还会使心血管病患者感到胸闷、气短、头晕、恶心和全身不适,可能会诱发心肌梗死和中风;流行性感冒的发生和流行与冷空气的袭击也有密切关系。所以在冬季,一定要适时增减衣物,注意防寒保温,防止各种疾病的发生。

在性生活方面,也应注意顺应自然界主收、主藏的规律,节制房事,蓄养阴精,性生活应审慎安排,适中为度。若一味恣情纵欲,则会折年损寿。

2. 情志调节 《素问·四气调神大论》说:"冬三月,此为闭藏……使志若伏若匿。若有私意,若己有得。"意思是为了适应冬季阴精固藏、阳气内敛的生理变化,必须合理调节情志活动,做到如同对待他人隐私那样秘而不宣,如同获得了珍宝那样感到满足。如是,则"无扰乎阳",使神气内收,养精蓄锐,有利于来春阳气萌生。如果违逆了这一规律,就会损伤肾气,到了来年春季,就会使人体适应春天升发之气的能力降低,发生痿厥一类的疾病。《素问·金匮真言论》云:"夫精者身之本也,故藏于精者,春不病温。"也说明养藏保精,对于预防春季温病,具有重要的意义

3. 饮食调养 冬季饮食调养,应当遵循"秋冬养阴""无扰乎阳"的原则,既不宜生冷,也不宜燥热,适宜用滋阴潜阳、热量较高的膳食。

冬月天寒地冻,人体的阴精秘藏,阳气不致妄泄,脾胃的功能每多健旺,是营养物质易于蓄积的大好时机。一般而言,在秋冬季节,尤其是寒冬,应防寒保暖,多吃温热之物

及血肉有情之品,如羊肉、鸡肉、鹿肉等,以达温阳则阴不穷。而素体阴亏者,宜进食养阴滋液之品,如阿胶、龟肉、兔肉、鳖肉、鸭肉、猪肉、鳗鱼、木耳、银耳等,使阴阳协调平和,生化无穷。

某些慢性病患者,如虚劳、中风等,可根据节令进行调理。对阳虚者,在"冬至一阳生"之时,乘势给以养阳之药、食;对阴虚者则在"夏至一阴生"之时,给予养阴之药、食。这是养阳以配阴,滋阴以涵阳的方法,可收事半功倍之效。

从饮食五味与脏腑的关系而言,《素问·藏气法时论》记载:"肾主冬……肾欲坚,急食苦以坚之,用苦补之,咸泻之。"因冬季是肾主令之时,肾主咸味,心主苦味,咸能胜苦。所以饮食之味宜减咸增苦以养心气,使肾气坚固。

4.运动锻炼 "冬季动一动,少闹一场病;冬天懒一懒,多喝药一碗。"这句民谚,足以说明冬季锻炼的重要性。实践证明,长期坚持冬季锻炼的人,很少患支气管炎、肺炎、扁桃体炎、肺炎、冻疮、感冒等疾病。我国自古也有"冬练三九"之说,因此,冬季天气虽寒,但也要根据自身的情况,持之以恒进行运动锻炼。

"闻鸡起舞",是传统倡导的一种作息方式,但须指出,在冬天早晨,由于冷高压的影响,往往会发生逆温现象,即上层气温高,而地表气温低,大气停止上下对流活动,工厂、家庭炉灶等排出的废气,不能向大气层扩散,使得户外空气相当污浊,能见度大大降低。有逆温现象的早晨,最好不到室外锻炼,可在室内进行。在太阳未出来前,地面空气氧含量很低,只在待日出半小时,绿色植物进行光合作用,地面空气中氧气才逐渐增加,可见冬季早锻炼是不适宜的,古人提出的"早卧晚起,必待日光"还是有科学道理的。

此外冬季要避免在大风、大寒、大雪、雾露中锻炼。还要注意预防感冒和冻伤。锻炼前应做好准备活动,开始锻炼时衣服要多穿些,待身暖和时再脱去厚衣服,运动后要及时更换衣服,不要穿湿衣。外出活动最好戴帽子和手套,以免发生冻疮。

第五节 按摩耳朵保健、预防疾病、抗衰老

中医学的思想,首重预防。《黄帝内经》《上古天真论》讲的就是预防疾病,提出"虚邪贼风,避之有时""恬淡虚无,真气从之,精神内守,病安从来",强调了预防体外疾病因素侵袭的同时,特别强调人体内在的预防因素。

中医认为疾病的发生,虽与自然界气候变化有关,更重要却在于人体之虚而不虚。《灵枢·百病始生》篇说:"风雨寒热,不得虚,邪不能独伤人。猝然逢疾风暴雨而不病着,盖无虚,故邪不能独伤人……"说明保养正气,增强抵抗力,病邪无隙可乘。"正气存内,邪不可干"就是这个道理。《黄帝内经》《四气调神大论》又说:"圣人不治已病,治未病,不治已乱治未乱,此之谓也。夫病已成而后药之,乱已成而后治之,譬犹渴而穿井,斗而铸锥,不乎晚乎!"其意是指未病先防,有病早医,以免疾病发生发展,损害身体的健康。按摩耳朵可以促进人体身心健康,保持生命的活力,也有预防疾病的作用。

按摩耳朵治病、防病、防衰老、保健、延年益寿等方面在我国古代医学文献中早有记载。当某一脏腑功能不足时或经络壅滞气血不能疏通时,就会在耳部出现反应,这些反应点按上去会特别疼,这正是耳朵上经络密集的缘故,正是这种疼痛,能通过这些密集的经脉传导到身体的病变部位,最大程度地激发人体的抗病和自愈能力。

在《政治准绳》中指出:"凡耳红润者生,或黄或黑或青而枯燥者死,薄而黑者皆为肾败。"古人确实观察了躯体内脏病变在耳郭上出现的反应。"耳后红筋痘必轻,紫筋起处重沉沉,兼青带黑尤难治,十个难求三五生。"2020年有一位耳鸣患者和他爱人来找我治疗耳鸣,在我检查耳朵的同时,发现他耳筋出现紫黑,建议他赶快去医院做脑部检查,当时这位患者还说自己什么毛病都没有就是耳鸣,在我的一番解释建议中他爱人陪同他去医院做了检查,结果急性脑梗死,堵塞80%,医生说:"如果晚来一会儿可就危险了,让他赶快做手术";出院后他专程来表达感谢,看到我很激动地说:"张大夫,是你救了我,如果不是你,我也许进了火葬场,或许现在也是左手六右手七。"今年也就是2021年2月份又来找我看耳鸣,还开玩笑说:"如果不是你,我头上不会留这么长一道瘢痕。"周围的耳病患者听后都在哈哈大笑!

(一)保健作用

按摩耳朵可以协调人体功能,调和阴阳气血的作用。《素问·至真要大论》云:"谨察阴阳所在而调之,以平为期。"人体生命活动的过程,是新陈代谢的过程。体内各种物质的新陈代谢,诸如吸收与排泄、同化与异化、酶的生成与灭活等,贯穿着生命过程的始终,人体每时每刻都要使体温、血糖、血脂等维持在相对稳定的生理范围内,才能保持人体的平衡。中医认为脏腑、经络、气血津液等物质或功能必须保持相对稳定和协调,才能维持"阴平阳秘"的正常生理状态,保持人体阴阳的协调平衡就是养生最重要的法则。对机体因阴阳失调所导致的偏颇状态或病理现象,可用按摩耳朵的手法进行调整。如对阳衰阴盛者,可扶阳抑阴;阴虚阳衰者,宜育阴潜阳;阴阳俱虚者,宜阴阳平补等。阳虚者可温补。

另外,选用羊肉、牛肉、核桃仁、海虾、韭菜、干姜等甘温、辛热类食物补助气;阴虚者当清补,选用甲鱼、海参、银耳、百合、黑木耳、藕、荸荠等甘凉、咸寒类食物养阴生津;偏热体质或热性疾病,可选用性质属寒的食物,如梨汁、藕汁、西瓜、绿豆等清热、生津、利尿;偏寒体质或寒性疾病,可选用性质属热的食物,如胡椒、茴香、辣椒、生姜、芫荽等温里散寒。饮食调整作用,还包含对人与自然的平衡关系的调整。人体时时刻刻要和自然界进行物质交换,摄取自然界的阳光、水、空气、食物等供应机体需要,又把机体的代谢废物排出体外,维持人与自然界的协调平衡。保健作用,就是运用阴阳平衡规律调整机体功能使体内的阴阳以及人与自然界的关系都能达到协调平衡。

(二)预防疾病作用

按摩耳朵能调节人体正气旺盛,就能避免邪气的侵袭,使机体处于健康状态,反之则易发生疾病。此即《素问·遗篇刺法论》所言"正气存内,邪不可干"和《素问·评热病论》所言的"邪之所凑,其气必虚"。能使脏腑功能旺盛,气血充实,这样才能有效地抵御外邪而使机体免于患病。另外,加强饮食调养能增加人体的抗病能力。现代研究证明,缺乏某些食物成分,会使机体的免疫功能低下而导致疾病。如缺少蛋白质和碳水化合物就会导致肝功能障碍;缺乏某种维生素会引起夜盲症、脚气病、口舌炎、坏血病、软骨症等;缺乏某些微量元素,如缺钙会引起佝偻病,缺磷会引起神经衰弱,缺碘会引起甲状腺肿,缺铁会引起贫血,缺锌和钼则会引起身体发育不良等。通过对食物调配,有针对性地增加必需的食物成分,就能预防和治疗这些疾病。中医学早在千年前,就有用动物肝脏预防夜盲症,用海带预防甲状腺肿大,用谷皮、麦麸预防脚气病,用水果和蔬菜预防坏血病等记载。中医提倡在日常生活中注意发挥某些食物的作用,直接用于某些疾病的预防。如葱白、生姜、豆豉、芫荽等可预防感冒,甜菜汁或樱桃汁可预防麻疹,鲜白萝卜、鲜橄榄煎服可预防白喉,大蒜可预防下痢,绿豆汤预防中暑,荔枝可预防口腔炎、胃炎引起的口臭症状,红萝卜粥可预防头晕等。大蒜能杀菌和抑制病毒,故可防治呼吸道感染和肠道传染病等;生山楂、红茶、燕麦片能够降低血脂,故可预防动脉硬化。近年来,人们还用玉米粉粥预防心血管病,用薏苡仁粥、苦瓜、马齿苋等预防癌症,苦瓜预防消渴病等。

(三)抗衰老作用

按摩耳朵是长寿之道的重要环节,《养老奉亲书》中说:高年之人,真气耗竭,五脏衰弱,按摩耳朵达到抗衰防老、益寿延年的目的,是历代医家十分重视的研究项目。

除了肾气衰老之外,其他四脏的衰老也是人体衰老的另一个重要原因,衰老与心、肝、脾、肺也甚为相关。

《黄帝内经》中的《素问·灵兰秘典论》中说:"心者,君主之官也、主不明则十二官危,使道闭塞而不通,形乃大伤,以此养生则殃。"心主全身的血脉,心气虚则血脉运行无力,血流缓滞就会逐渐导致心血管的病变及加速脏腑的衰老。

我们已经知道肾精的保养是防衰老的重要手段,然而心对肾精的藏泻同样有着直接影响。清代沈金鳌在他所著的《杂病源流犀烛·遗泄源流》中引朱丹溪语:"主闭藏者肾,司疏泄者肝,二脏皆有相火,而其系上属于心。心,君火也,为物感则动,心动则火亦动,动则精自走。"心的状况也决定着肾气的盛衰,从而也影响着人体衰老的速度和程度。

另外,中医认为心藏神,是君主之官,主宰着人体的所有精神情志活动,心神失调会导致神衰,而神衰又易引起形衰。

《灵枢·邪客》中说:"心者,五脏六腑之大主也,精神之所舍也,其脏坚固,弗能容也,容之则心伤,心伤则神去,神去则死矣。"所以我们看出心神对衰老同样有着决定性的影响。

衰老与脾:脾为人体后天之本,脾的运动关系着升清降浊过程,从而影响着生命的存亡,所谓"出入废则神机化灭,升降息则气立孤危"(《素问·六微旨大论》),所以《黄帝内经》中极为强调胃气的存亡与生命功能的关系,专门提到:"人无胃气日逆,逆者死。"说明胃气对生命功能有着重要的影响,因此,对衰老的快慢也起着决定性作用。

衰老与肝:肝主升发、疏泄,肝气的充旺影响着气血的通达。如肝气不充,失于疏泄,就会导致气血怫郁,生机萎顿,则早衰就会来临。因此,在五脏之中,肝是最早衰老的脏器。在《灵枢·天年》中把肝气衰列为五脏衰之首,在临床上,凡是患有慢性肝病的人,往往伴随有早衰的现象,足以说明这个问题。

衰老与肺：肺主一身之气，司阳气以及宗气的推动作用，肺气充则生机旺盛，肺气虚则气布无力，气化无以进行。所以肺气的盛衰同样影响着人体的生命功能状况。肺又是失治节的器官，对人体的气化过程起着重要的调节作用，肺失治节则人体生理功能就会失于协调，让衰老早早来临。

肝、心、肺、脾、肾五脏功能衰减，常导致人体早衰，提前罹患老年性疾患。如肺虚或肺肾两虚所致的咳喘，脾肺两虚的痰饮喘咳，脾虚或脾肺两虚的气短倦怠、消化不良、营养障碍，肾虚的腰酸膝软，小便失常，以及心悸健忘、牙齿松动、须发早白或脱落等未老先衰的征象。从中医养生延缓衰老所确立的治则治法来看，也多从补益肺、脾、肾入手。对历代食养食疗方剂、保健医疗食谱中所含成分进行统计，功效也以调补五脏为多，全仰饮食以资气血。注重饮食调养，尤重补益脾肾的食物，如芝麻、桑椹、枸杞子、薏苡仁、龙眼肉、核桃仁、蜂王浆、山药、牛奶、甲鱼等。经常服用这些食品，有利于健康、长寿。

食补可以调整阴阳，通畅气血，补虚泻实，扶正祛邪，故可用于治疗疾病或辅助治疗，但食物中具有补益作用的偏多。中医"药补不如食补"的说法，正是对此而言。常言说：前三十年人祥病，后三十年病祥人。前三十年人吃土，后三十年土吃人。人过三十，身体就会开始走下坡路，体质虚弱、免疫力下降、记忆力减退、耳鸣、耳聋、听力下降、视力下降、睡眠质量减退，出现白发脱发、牙齿松动、腰酸背痛、肌肉松弛等身体衰老退化，病越来越多，疾病难愈、寿命减短。然而，有些人身体衰老得较快，活不到六十岁，而有的人寿命却可近百岁甚至百岁以上，关键在于他们懂得延衰长寿之道。

（四）防病健身方面

宋《苏沈良方》记载："摩熨耳目，以助真气。"元危亦林《世医得效方》记述："蓖麻子、大枣肉、人乳和作枣核大，棉裹塞耳，以治全身气血衰弱，耳聋、耳鸣。"在内经《上古天真论》《四气调神大论》《生气通气论》等就开始了讨论老人的保健，所谓"养生""摄生"，在"养性"一书中，特别提到按摩耳朵疗法以健身防衰，书中记载"以手摩耳轮，不拘数遍，所谓修其城郭，以补肾气，以聋聩也"。又记载"养耳力者常饱"，说明刺激耳郭可以摄生防衰、长寿。

（五）治疗疾病方面

《内经》中就有许多记载，如《灵枢·五邪》篇记述："邪在肝，两胁中痛一行善掣一取耳间青脉以去其掣。"《灵枢·厥病》篇"耳聋无闻，取耳中。"《素问·廖刺伦》"尸厥一不已，以竹管吹其两耳。"明杨继洲《针灸大成》载"灸耳尖治眼生翳膜，用小艾炷灸五壮"，"针耳门治龋齿。"古代刺激耳郭的方法除防治久聋、暴聋、耳鸣、耳痛、耳闷等耳部疾病本身的症状外，还可治疗全身部位的病症。治疗的方法除针刺、放血、温灸，还有按摩、塞药、吹耳、割耳等，这些方法早在民间亦有流传：针刺耳轮，治疗腮腺炎；手捏耳垂治疗感冒，针刺耳道口出血治疗胃痛，耳背静脉放血治疗湿疹。民间当猪、羊、牛、鸡发生瘟疫时，常用碎碗片或刀具划破耳郭放血治疗，或剪耳尖治疗。说明古代用各种方法刺耳郭以求治病的经验很多，至今在沿用着。"耳为泉穴"，与经络有密切关系，按摩耳郭治疗和预防疾病的方法，被人们所喜欢和应用。

第三章

耳部结构及耳穴

第一节 耳朵的分区

耳朵分为外耳、中耳和内耳三部分,外耳由耳郭、外耳道和鼓膜组成,中耳由鼓室、咽鼓管、乳突窦和乳突小房组成,内耳主要由前庭、半规管、耳蜗组成。

一、耳朵正面分区

1.耳轮 耳郭最外圈的卷曲部分(包括耳轮脚和耳轮结节)。

2.耳轮脚 耳轮深入到耳腔内的横行突起部。耳轮脚相当于横膈。

3.耳轮结节 耳轮上方稍突起处。

4.耳轮尾 耳轮下缘与耳垂交界处。

5.对耳轮 与耳轮相对的隆起部分(包括对耳轮体、对耳轮上脚、对耳轮下脚)。

6.对耳轮上脚 对耳轮向上的下分支。

7.对耳轮下脚 对耳轮向下的分支。相当于臀部,包含有臀、坐骨神经等信息点。

8.三角窝 对耳轮上下脚之间构成的三角形凹窝。相当于盆腔,包含有盆腔、内生殖器等信息点。

9.耳舟 对耳轮和耳轮之间的凹沟。相当于上肢,包含有锁骨、肩、肘、腕、指等信息点。

10.耳屏 耳郭前面的瓣状突起处,又称耳珠。相当于咽喉,包含有内鼻、外鼻、咽喉、肾上腺等信息点。

11.屏上切迹 耳屏上缘和耳轮脚之间的凹陷。屏上切迹相当于外耳。

12.对耳屏 与耳屏相对的隆起处。对耳屏相当于头部,包含有皮质下、额、颞、枕等信息点。

13. 屏间切迹　耳屏与对耳屏之间的凹陷。屏间切迹相当于内分泌。

14. 耳垂　耳郭下部,无软骨的皮垂。耳垂相当于面部,包含有牙、舌、颌、眼、内耳、面颊、扁桃体等信息点。

15. 耳甲艇　耳轮脚以上的耳甲部分。耳甲艇相当于腹部,包含有肾输尿管、膀胱、胰、肝等信息点。

16. 耳甲腔　耳轮脚以下的耳甲部分。耳甲腔相当于胸部,包含有心、肺、气管等信息点(耳轮脚周围相当于消化道,包含有口、食管、胃、十二指肠、小肠、大肠等信息点)。

17. 外耳道口　在耳甲腔内,为耳屏所遮盖。

18. 轮屏切迹　对耳轮和对耳屏之间的凹陷处。

二、耳朵背面分区

耳朵背面的分区有三个面、四个沟、四个隆起。

(一)三个面

1. 耳轮背面　耳轮的外侧面,因耳轮是向前卷曲的,故此面多向前方。
2. 耳轮尾背面　耳舟隆起与耳垂背面之间的平坦部分。
3. 耳垂背面　耳垂背面的平坦部分。

(二)四个沟

1. 对耳轮后沟　对耳轮上脚和对耳轮体部背面的凹沟。
2. 对耳轮下脚沟　对耳轮下脚的背面,是一条从内下略向外走行的凹沟,又称耳后上沟。
3. 耳轮脚沟　耳轮脚的背面。
4. 对耳屏沟　对耳屏背面的凹陷。

(三)四个隆起

1. 耳舟后隆起　耳舟的背面。
2. 三角窝隆起　三角窝的背面,即对耳轮沟与对耳轮下脚沟之间。
3. 耳甲艇后隆起　耳甲艇背面的隆起。
4. 耳甲腔后隆起　耳甲腔背面的隆起。

第二节 耳朵的结构

一、外耳结构

外耳由耳郭、外耳道和鼓膜 3 部分组成,外耳包括我们能看到的耳郭和外耳道,外耳道负责收集声波和定位声音。包括中耳鼓室、乳突和咽鼓管,鼓腔主要包含锤骨、砧骨和镫骨 3 块听小骨,主要功能是传导和放大声音。包括内耳前庭和半规管,主要负责对声音的识别和感知,声音沿听觉神经传导,人体平衡感觉功能(图 3-1)。

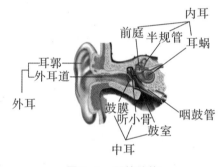

图 3-1 耳的结构

1.耳郭 耳郭的上方大部以弹性软骨为支架,外覆皮肤,皮下组织少。下方为耳垂,无软骨,仅含结缔组织和脂肪。耳郭的前外面高低不平,卷曲的游离缘称耳轮。耳轮的前方有一与其平行的弧形隆起,称对耳轮,对耳轮的上端分叉形成对耳轮上、下脚,两脚之间的三角形浅窝称三角窝。耳轮和对耳轮之间的狭长凹陷称耳舟。对耳轮前方的深窝称耳甲,耳甲被耳轮脚分为上部的耳甲艇和下部的耳甲腔。耳甲腔通入外耳门。耳甲腔的前方有一突起称耳屏,后方的对耳轮下部有一突起,称对耳屏。耳屏与对耳屏之间有一凹陷,称为耳屏间切迹。

耳郭可以收集声波。当你把手放在耳朵后面时,你会感觉声音变大了,因为你的手比你的耳郭大,可以收集更多的声音。耳郭还可以帮助识别声音的来源方向。而人的耳郭运动能力已经退化,只能靠转头来寻找声源的位置。

2.外耳道 外耳道外 1/3 为软骨部,与耳郭的软骨相延续;内 2/3 为骨性部,是由颞骨鳞部和鼓部围成的椭圆形短管。两部交界处较为狭窄。外耳道表面覆盖皮肤,内含感觉神经末梢、毛囊、皮脂腺及耵聍腺。外耳道长 2.5~3.5 cm,将耳郭收集的声波传递到中耳。还有防止异物侵入,保护中耳的作用。外耳道皮肤有耵聍腺,其分泌的蜡状物质与皮脂和脱落的表皮混合形成耵聍,能抑制外耳道内的细菌和真菌。

3. 鼓膜　鼓膜边缘的大部分附着于颞骨上,中心向内凹陷,称鼓膜脐,为锤骨柄末端附着处。由鼓膜脐沿锤骨柄向上,鼓膜向前、后分别形成锤骨前襞和锤骨后襞。两襞之间,鼓膜上 1/4 的三角形区薄而松弛,称为松弛部,活体呈淡红色。鼓膜下 3/4 区坚实紧张,为紧张部。紧张部前下方有一三角形的反光区,称光锥。鼓膜略呈椭圆形,是一层半透明的银灰色肉质膜,富有弹性。鼓膜厚度约 1/10 mm,薄如一张薄纸,面积约 70 mm^2。鼓膜可以与外界空气的振动产生共鸣,然后将这种振动传递给连接在它后面的听小骨。

二、外耳功能

外耳的功能与各部分结构有关,具有集音、声波传导的作用,具体如下。

1. 耳郭功能　耳郭有集音的作用,其实人的耳郭运动能力早已退化,但依然可通过转动颈部来判断声源的方向。

2. 外耳道功能　外耳道是声波传导的通道,其一端开口于耳郭,另一端为鼓膜所封闭。根据物理学共振原理,一端封闭的充气管道对波长为其管长 4 倍的声波产生最大的共振,使声压增强。人的外耳道长约 2.5 cm,其最佳共振频率约为 3 800 Hz。

3. 鼓膜功能　鼓膜很像电话机受话器中的振膜,是一个压力承受装置,其本身没有固有振动,但具有较好频率响应和较小失真度的特性。当频率在 2 400 Hz 以下的声波作用于鼓膜时,鼓膜可复制外加振动的频率,从而产生听力,其振动与声波振动同始同终,几乎没有残余振动。

二、中耳结构

中耳由鼓室、咽鼓管、乳突窦和乳突小房组成。鼓室是颞骨岩部内含气的不规则小腔,由 6 个壁围成,内有 3 块听小骨,即锤骨、砧骨和镫骨,以及韧带、肌、血管和神经等。咽鼓管为连通鼻咽部与鼓室的通道,长 3.5 ~ 4.0 cm,斜向前内下方,分为骨部和软骨部,两部交界处称咽鼓管峡,是咽鼓管管腔最窄处。乳突窦位于鼓室上隐窝后方,向前开口于鼓室后壁上部,向后与乳突小房相连通,为鼓室和乳突小房之间的通道。乳突小房为颞骨乳突部内的许多含气小腔,大小不等,互相连通,腔内覆盖黏膜,与乳突窦和鼓室的黏膜相连续。

鼓室位于鼓膜和内耳之间,像一个不规则的小房间,体积约 1 cm^3。鼓室中有 3 个听小骨,空气等于外部大气压力。听小骨中耳有 3 块听小骨,是人体中最小、最轻的骨头。根据它们的形状,它们被称为锤骨、砧骨和镫骨。锤骨与鼓膜相连,镫骨与内耳相连。3 块听小骨通过韧带和关节连接形成听小骨链。听觉链可以通过杠杆式的关节运动,将声波对鼓膜的振动效果放大 20 倍,传递到内耳。咽鼓管是从鼓室前下部到鼻咽的细长扁平管。咽鼓管的主要作用是使中耳的空气与外界空气相通,保持鼓膜内外的气压平衡,使鼓膜能很好地振动。咽鼓管通常是关闭的,但在吞咽和打哈欠时会打开(图 3-2)。

中耳功能:中耳主要功能是传导声音,它将声波振动的能量传到内耳淋巴,在传递过程中有明显的增压效应,即声波由鼓膜经听骨链到达卵圆窗膜时,振动的压强增大,振幅减小。鼓膜在将声波传到听骨链时,具有较好的频率响应和较小的失真度。咽鼓管可调节鼓室内的压力,使之与外界大气压保持平衡,以维持鼓膜的正常位置、形状和振动性能。

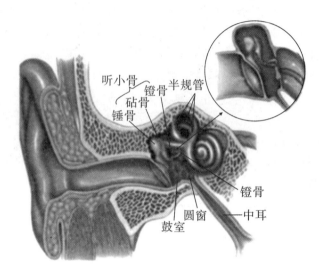

图3-2 中耳结构

三、内耳结构

内耳分为骨迷路与膜迷路(图3-3)。

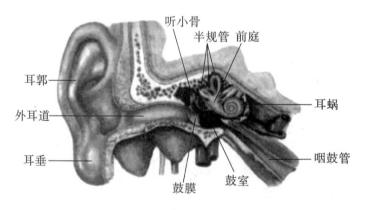

图3-3 内耳结构

(一)骨迷路

骨迷路指颞骨岩部骨密质围城的不规则腔隙,分为骨半规管、前庭和耳蜗3部分。它们依次互相连通,大致沿颞骨岩部的长轴由后外侧向前内侧排列。

1.骨半规管 为骨迷路的后部,是3个相互垂直排列的半环形小管。前骨半规管弓向上方,埋于颞骨岩部弓状隆起的深面,与颞骨岩部的长轴垂直。外骨半规管弓向外侧,当头前倾30°角时,呈水平位,是3个半规管中最短的一个。后骨半规管弓向后外方,是3个半规管中最长的一个,与颞骨岩部的长轴平行。每个骨半规管皆有两个骨脚连于前庭,其中一个骨脚膨大称壶腹骨脚,膨大部称骨壶腹,另一骨脚细小称单骨脚。

2. 前庭 为骨迷路的中部,是一个椭圆形小腔。前庭外侧壁即鼓室内侧壁,有前庭窗和蜗窗。前庭内侧壁即内耳道底,借此与内耳道分隔。后壁与3个骨半规管相通。前壁有一大孔通向耳蜗。

3. 耳蜗 为骨迷路的前部,形似蜗牛壳。其尖端朝前外侧,称蜗顶。底朝向内耳道底,称蜗底。耳蜗由蜗轴和蜗螺旋管构成,蜗轴为蜗顶至蜗底的中央骨质,呈圆锥形,由蜗轴伸出骨螺旋板。骨螺旋板是一条环绕蜗轴的螺旋板形骨板,基部有蜗轴螺旋管,内藏蜗神经节,蜗轴的骨松质内有蜗神经和血管穿过。蜗螺旋管是一条螺旋形骨管,起于前庭,环绕蜗轴约两圈半,以盲端终于蜗顶。蜗螺旋管管腔可分为3部分,近蜗顶侧的管腔为前庭阶;中间为膜性的蜗管;近蜗底侧者为鼓阶,终于封闭蜗窗的第二鼓膜。

(二)膜迷路

膜迷路是套在骨迷路内封闭的膜性管和囊,借纤维束固定于骨迷路的壁上,由椭圆囊和球囊、膜半规管、蜗管3部分组成。它们之间相连通,其内充满着内淋巴。

1. 膜半规管 为3个半环形膜性细管,分别套在同名骨半规管内。每管在骨壶腹内的部分也膨大,称膜壶腹,其壁内面都有一嵴状隆起,称壶腹嵴,是位觉感受器,能感受头部旋转变速运动的刺激,产生运动觉。

2. 椭圆囊和球囊 为两个膜性小囊,位于前庭内。椭圆囊位于后上方,后壁与3个膜半规管连通。球囊位于前下方。两囊之间以细管连通。囊壁内面各有一斑块状隆起,分别称椭圆囊斑和球囊斑。

3. 蜗管 为套在蜗螺旋管内的一条三棱形膜管,随蜗螺旋管也旋转两圈半。蜗管一端伸入前庭内,借细管与球囊相连通,另一端达蜗顶,为盲端。蜗管横断面呈三角形,外侧壁与蜗螺旋管外侧紧密结合,上壁称前庭膜,下壁称螺旋膜或基底膜。螺旋膜的上面有螺旋器,为听觉感受器。

(三)内耳道

内耳道底有一横位的骨嵴称横嵴,将内耳道底分隔为上、下两部。上部的前份有一圆形的孔,有面神经通过。下部的前份为蜗区,有蜗神经通过。上、下部的后份有前庭上区、前庭下区和单孔,有前庭神经的3个分支通过。

内耳中耳蜗为听觉感受器官,前庭器官为平衡感觉器官。因此,内耳主要有听觉功能和平衡功能。

1. 听觉功能 声波进入外耳道,经过鼓膜及听骨链,前庭窗传入内耳,为气传导。声波还可以通过颅骨传入内耳,为骨传导。声波进入内淋巴液,传到螺旋器,兴奋毛细胞后将声音转换为生物电能——神经冲动,沿神经纤维及各神经元,逐级向上传递,直到大脑皮质中枢引起听觉,称为感音系统。

2. 平衡功能 人们在日常生活及工作中,通过体内各种调节机构的作用,以感知和维持人体在空间处于静止或运动状态时的平衡。这种平衡的维持,主要依靠内耳的前庭器及前庭系统、视觉系统及本身感觉系统的协调作用来完成,其中以前庭系统最为重要。一旦前庭功能发生障碍或受到非生理性的刺激时,就会发生异常反应,表现为体位调节障碍,平衡失调。

第三节　耳　穴

　　耳穴是耳郭皮肤表面与人体脏腑、经络、组织器官、四肢百骸相互沟通的部位,也是脉气输注的所在。所以在耳郭上能反应机体生理功能和病理变化的部位均统称为耳穴。耳穴是耳郭诊断疾病和治疗疾病的特定点。

　　当机体组织或器官发生病变时,耳郭上相应部位的耳穴就出现各种阳性反应,对耳穴的阳性反应,用适当的方法进行刺激,就可对其病理过程发生影响,促使其逆转或消除。从神经生理学的观点说,耳穴是能产生针感的感受装置比较密集的部位,耳穴是信息的接受站,又是输出站,而经络、神经体液等是信息的通路。由于耳穴与机体有密切的联系,由于耳穴与神经、体液、脏腑、生物电等又有极复杂的多途径、多层次的联系,人体患病时,在相应的耳穴上以多种形式的阳性反应表现出来,因此人们可以通过耳穴阳性反应点的变化,分析、判断疾病的部位及性质,并可通过多种方法,刺激耳穴进行治疗疾病。所以人们通常把耳穴又叫反应点、反射点、敏感点、阳性点、压痛点、治疗点等。

一、耳穴分布与人体的对应规律

　　耳郭布满了密密麻麻的耳穴点,看起来是杂乱无章的,很难学习和记忆,而实际上耳穴在耳郭上的分布是有其规律的,它在耳前外侧面的排列像一个在子宫内倒置的胎儿,头部朝下,臀部及下肢朝上,胸部及躯干在中间。

　　耳穴分布与人体的对应规律是:①耳垂相当于头面部。②对耳屏相当于头和脑部。③轮屏切迹相当于脑干。④耳屏相当于咽喉、内鼻、肾上腺。⑤屏上切迹相当于外耳。⑥对耳轮相当于躯干。⑦对耳轮下脚相当于臀部。⑧对耳轮上脚相当于下肢。⑨耳舟相当于上肢。⑩三角窝相当于盆腔、内生殖器。⑪耳轮脚相当于膈肌。⑫耳轮脚周围相当于消化道。⑬耳甲艇相当于腹腔。⑭耳甲腔相当于胸腔。⑮屏间切迹相当于内分泌腺系统。

　　耳穴分布与人体有相对应的规律,掌握这种规律可便于定位取穴治疗,然而有的耳穴的分布又不完全在耳郭解剖相应的部位上,如肾上腺穴、卵巢穴、睾丸穴。因此在临床取穴中,仍需注意穴位特殊性的分布。

二、耳穴定位

(一)耳垂

耳垂相当于人体的头面部。为了准确定位,将耳垂分成九等分:即从屏间切迹软骨下缘至耳垂下缘画 3 条等距离水平线,再在第二条水平线上引两条垂直等分线,由内向外,由上而下把耳举分成 1、2、3、4、5、6、7、8、9 九个区。

1. 牙　在 1 区中点。

2. 下腭　在 2 区上线,将其分成三等份,在中内 1/3 交界处。

3. 上腭　在 2 区外线,将其分成四等份,在下 1/4 与上 3/4 交界处。

4. 舌　在上下腭连线的中点。

5. 下颌　在 3 区上线的中点。

6. 上颌　在 3 区中点。

7. 垂前　在 4 区中点,垂前也称神经衰弱点或早醒点。

8. 眼　在 5 区中点。

9. 内耳　在 6 区中点。

10. 扁桃体　在 8 区中点。

11. 面颊区　在 3、5、6 区交界线周围。

12. 冠心沟　自屏间切迹下至扁桃体。

13. 耳鸣沟　自屏间切迹外侧目 2 穴至内耳。

14. 缺齿沟　自轮屏切迹或缘中穴至下颌或上颌穴均为缺齿线。

15. 肿瘤特异区Ⅰ　在耳轮尾至耳垂 8 等分区呈弧形条状区域。

(二)对耳屏

对耳屏相当于人体的头和脑部。为定位准确方便起见,将对耳屏从对屏尖向内侧面与外侧面画一条线将对耳屏内外两侧分成四等份。

1. 腮腺　对耳屏屏峰尖端。

2. 平喘　腮腺穴向外下 0.2 cm 处。

3. 颞　对耳屏外侧下缘的中点。颞曾称太阳穴。在枕、额之间。

4. 额　对耳屏外侧面前下方下缘中点。

5. 枕　对耳屏外侧面外上方下缘中点。

6. 顶　枕穴垂直向下 0.15 cm 处。

7. 缘中　对耳屏外上方上缘中点,即对耳屏屏尖与轮屏切迹之间,又称脑点。

8. 脑　对耳屏内侧面后上方。

9. 晕区　对耳屏外侧面外上方,在缘中与枕两穴之间取一点,此点与缘中、脑干之间即晕点。

10. 神经衰弱区　颈椎与枕顶两穴之间。

11. 睾丸　在对耳屏内侧面、腮腺向下 0.2 cm 处。

12.丘脑　在对耳屏内侧面中线下端。

13.兴奋点　在睾丸与丘脑之间。

14.皮质下　在对耳屏内侧面前下方,将其分为三区。

(1)神经系统皮质下区:在对耳屏内侧面前下方下缘中点。

(2)消化系统皮质下区:在对耳屏内侧面前下方中点。

(3)心血管系统皮质下区:在对耳屏内侧面前下方,与神经系统皮质下区、消化系统皮质下区呈等边三角形。

15.癫痫点　在对耳屏内侧面下1/2处。消化系统皮质下与对耳屏内侧中线相平行的睾丸穴的内侧缘。

(三)轮屏切迹

轮屏切迹相当于人体脑干。

1.脑干　在轮屏切迹处。

2.喉牙　在轮屏切迹外下缘,脑干穴下方0.2 cm处。

(四)耳屏

耳屏相当于人体的咽喉、内鼻肾上腺。将耳屏内外侧均分成上、下两等份。

1.屏尖　耳屏外侧面上1/2隆起平面的中点。

2.肾上腺　耳屏外侧面下1/2隆起平面的中点。

3.外鼻　耳屏外侧面与屏尖、肾上腺呈等边三角形。

4.饥点　外鼻与肾上腺连线中点。

5.渴点　外鼻与屏尖连线中点。

6.心脏点　渴点与外耳连线中点。

7.咽喉　耳屏内侧面上1/2的中点。

8.内鼻　耳屏内侧面下1/2的中点。

9.耳颞神经点　耳屏内侧面,在咽喉与内鼻向内,与之形成等边三角形。

(五)对耳轮

对耳轮相当于人体的躯干。对耳轮起始处至对耳轮上下脚分叉处,共分五等份。

1.颈椎　对耳轮下1/5处。

2.胸椎　对耳轮下2/5及3/5处。

3.腰椎　对耳轮上2/5处。

4.骶椎　对耳轮上1/5处。

5.尾椎　对耳轮上下脚分叉处,三角窝顶角的外缘。

6.颈　颈椎穴内侧中点近耳腔缘。

7.胸　胸椎穴内侧中点近耳腔缘。

8.腹　腰、骶椎内侧中点近耳腔缘。

9.肩背　颈椎穴外侧缘近耳舟处。

10. 肋胁　胸椎穴外侧缘近耳舟处。

11. 腰肌　腰骶椎穴外侧缘近耳舟处。

12. 骶髋关节　骶椎与髋关节连线的中点。

13. 热穴　尾椎与腹连线的中点。

14. 乳腺　胸与胸椎连线中点,为对侧乳腺,胸椎与肋胁连线中点,为同侧乳腺。

15. 肋缘下　在对耳轮内侧缘,胸、腹两穴中点,即肝穴外侧的耳腔缘。

16. 腹外　在腰肌穴区外侧缘中点。

17. 甲状腺　在颈与脑干穴之间。

(六)对耳轮下脚

对耳轮下脚相当于人体的臀部。将对耳轮下脚分成三等份。

1. 臀　对耳轮下脚外 1/3 处。

2. 坐骨神经　对耳轮下脚中 1/3 处。

3. 交感　对耳轮下脚内 1/3 的内上方处。

(七)对耳轮上脚(相当于人体下肢)

1. 趾　对耳轮上脚的外上角。

2. 跟　对耳轮上脚的内上角。

3. 踝关节　跟、膝关节两穴连线之中点。

4. 髋关节　对耳轮上脚起始部中点。

5. 膝关节　对耳轮上脚的中点。

6. 膝　对耳轮上脚起始部外缘。

7. 腘窝　髋关节、神门两穴连线之中点。

8. 腓肠肌点　趾、膝两穴连线之中点。

9. 足心　在趾、跟穴连线中点。

10. 股外侧　在股四头肌外侧缘。

11. 股内侧　在髋关节与对耳轮上脚起始处内侧缘连线的中点。

(八)耳舟

耳舟相当于人体上肢。

1. 指　耳舟上方的顶端。

2. 锁骨　与轮屏切迹同水平的耳舟部,与心穴相平行。

3. 腕　将指与锁骨之间的耳舟部分为五等份,自上而下第一等份上方为指,第二等份上方中点为腕。

4. 肘　第三等份上方中点。

5. 肩　第四等份上方中点。

6. 肩关节　肩与锁骨两穴之间。

7. 风溪　指腕两穴内缘,风溪亦有过敏区、荨麻疹点之称。

8. 风湿线 指、锁骨两穴的连线为风湿线。

9. 肾炎点 肩关节、锁骨两穴外缘中点。

10. 腋下 肩关节、锁骨两穴内缘中点。

（九）三角窝

三角窝相当于人体的内生殖器官。

1. 降压点 三角窝内的前上角。《耳穴标准化方案》(草案)称角窝上。

2. 盆腔 对耳轮上、下脚分叉处的内缘。

3. 神门 降压点与盆腔穴连线的中、下 1/3 交界处。

4. 肝炎点 降压点与盆腔穴连线的中、上 1/3 交界处。

5. 内生殖器 三角窝凹陷处前缘。

6. 附件 子宫与盆腔穴连线的中、后 1/3 交界处。

7. 宫颈 子宫与盆腔穴连线的中、前 1/3 交界处。

8. 股关 臀、坐骨神经呈等边三角形的对耳轮下脚的上缘处。

9. 便秘点 与坐骨神经、交感呈等边三角形的对耳轮下脚的上缘处。

（十）耳轮脚

耳轮脚相当于人体膈肌。

1. 耳中 耳轮脚中点的下缘处,也称支点。国外将此穴称为零点。此穴由于有迷走经分支发出,分布于耳甲腔、耳甲艇。故此点又称迷走神经刺激点。

2. 膈 与外耳道孔垂直向上方的耳轮脚起始部中点。

（十一）耳轮脚周围

相当于人体消化道。

1. 口 外耳道口后上 1/3 与耳轮脚起始处连线中点。

2. 食管 耳轮脚下方中 1/3 处。

3. 喷门 耳轮脚下方外 1/3 处。

4. 胃 耳轮脚消失处周围。

5. 十二指肠 耳轮脚上方的外 1/3 处。

6. 小肠 耳轮脚上方的中 1/3 处。

7. 大肠 耳轮脚上方的内 1/3 处。

8. 阑尾 大肠、小肠两穴之间。

（十二）耳甲艇

耳甲艇相当于人体腹腔。

1. 肾 对耳轮上、下脚分叉处直下的耳甲艇处。

2. 前列腺 耳甲艇前上角。《耳穴标准化方案》(草案)称此穴为艇角。

3. 输尿管 肾、前列腺连线的中、后 1/3 交界处。

4. 膀　肾、前列腺连线的中、前 1/3 交界处。

5. 肝　耳甲艇的后下方。

6. 胰胆　肝、肾两穴之间。左耳为胰,右耳为胆。

7. 艇中　耳甲艇中央。艇中也有脐周区之称。

8. 胆管　胰胆与十二指两穴之间。此穴在右列耳为胆管,在左耳为胰腺点。

9. 腹水点　在肾与十二指肠两穴连线的中、上 1/3 交界处。

10. 肝大区　在肋缘下内侧、胃区外侧和脾大区处。

11. 腹胀区　在肾、输尿管、膀胱、十二指肠、小肠、阑尾、大肠穴区处。

(十三) 耳甲腔

耳甲腔相当于人体的胸腔。

1. 心　耳甲腔中心凹陷处。

2. 肺　心区的上、下方。上方为对侧肺,下方为同侧肺。

3. 气管　外耳道口与心穴之间。

4. 支气管　气管与上、下肺连线的中点。

5. 脾　耳甲腔外上方,在耳轮脚消失处与轮屏切迹连线的中点。

6. 三焦　外耳道孔后下方与对耳屏内侧下 1/2 连线中点。此点由于有舌咽神经、面神经、迷走神经混合支发出,分布于耳甲腔等部位,如此点又称舌咽神经、面神经、迷走神经混合支刺激点。

7. 结核点　心与下肺外侧三穴形成等边三角形。

8. 脾大区　在耳轮脚消失处与对耳轮内侧缘画一平行线,取之中点,由此点向脾穴点画一垂直线,脾大区在平行线、垂直线与对耳轮内侧缘所构成的区域处。

(十四) 屏间切迹

屏间切迹相当于人体的内分泌。

1. 内分泌　耳甲腔底部,屏间切迹内 0.5 cm 处。

2. 目 1　屏间切迹前下方。

3. 目 2　屏间切迹后下方。

4. 升压点　屏间切迹外下方。

5. 卵巢　屏间切迹外缘与对耳屏内侧缘之间。

(十五) 耳轮

1. 耳尖　耳轮顶端。将耳郭从中耳背向前反折,耳轮最高部位,再把耳轮分成前、中、后三等份,耳尖在中外 1/3 交界处。

2. 肛门　在与对耳轮上脚前缘相对的耳轮上。

3. 外生殖器　与对耳轮下脚上缘同水平的耳轮处。

4. 尿道　与对耳轮下脚下缘同水平的耳轮处。

5. 直肠　对耳轮起始部,接近屏上切迹处,与大肠穴同水平。

6.肝阳　耳轮结节处。

7.轮1～轮6　自耳轮结节下缘至耳垂下缘中点划为五等份,由上而下依次为轮1、轮2、轮3、轮4、轮5、轮6。

8.枕小神经点　耳轮结节起始部内侧缘。

9.肿瘤特异区Ⅱ　在耳轮的外上方,耳轮结节的上、下缘。

(十六)耳背

1.上耳根　耳根最上缘。

2.中耳根　耳背与乳突交界的根部,耳轮脚对应处,又称耳迷根。

3.下耳根　耳垂与面颊交界处。

4.耳背沟　对耳轮上、下脚及对耳轮的耳郭背面呈"Y"形凹陷部分。

5.心　耳背上部。

6.脾　耳背中部。

7.肾　耳背下部。

8.肝　耳背中部外侧。

9.肺　耳背中部内侧。

三、耳穴功能

经过大量的临床实践,对耳穴从不认识到比较认识,从治疗疾病到用于临床应用,我们将常用的150多个耳穴按其种类功能分成六组,并从临床应用阐明各组穴位的主要功能。

(一)神经系统穴位

1.神门

(1)镇痛作用:用于各种疼痛性疾患,是止痛要穴。

(2)镇静作用:用于止咳、止喘、止痒、止泻、止带、止晕、降压、安神,常用于神经系统、心血管系统、呼吸系统、消化系统疾病。

(3)消炎作用:用于各种炎症疾患。

2.枕

(1)止晕作用:用于内耳眩晕症、脑动脉硬化供血不足所致头昏、头晕及自主神经功能紊乱,高血压所致头晕,以及晕车、晕船、晕机等。枕是止晕要穴。

(2)镇静作用:用于止咳、止喘、止痒、止痛、止吐、安神、降压,主治后头痛。

(3)镇惊作用:用于治疗面肌抽搐。

(4)明目作用:用于治疗屈光不正。

3.额

(1)醒脑明目作用:用于头昏、头麻木、头沉重感、记忆力减退、精力不集中、嗜睡症、抑郁症、高血压。额是健脑要穴。

(2)镇痛作用:用于治疗各种原因所致的前头痛。

4.颞

(1)镇静止痛:用于治疗偏头痛和双太阳穴、双颞侧头痛。

(2)明目助听止鸣作用:用于屈光不正、耳鸣、听力减退。

5.皮质下　调节大脑皮质功能的作用。

(1)用于治疗大脑皮质兴奋和抑制功能失调所致的疾病。如神经衰弱、自主神经功能紊乱、神经官能症、精神分裂症。

(2)用于治疗消化系统疾病。如消化不良、胃炎及十二指肠溃疡、恶心呕吐、腹胀、腹泻、便秘及肝胆系统疾病。

(3)用于治疗心血管系统疾病。如高血压、大动脉炎、血栓闭塞性脉管炎、静脉炎、雷诺病、冠心病、心律失常等疾病。

6.交感

(1)调节自主神经功能:用于治疗自主神经功能紊乱。

(2)可缓解内脏平滑肌痉挛、对内脏有镇痛解痉作用。因此,称交感为内脏止痛要穴。常用于治疗内脏的疼痛性疾病、胃肠道痉挛、肾及输尿管结石、胆石症、胃炎及十二指肠溃疡、哮喘等疾病。腹胀时禁用此穴。

(3)对血管舒缩功能有调节作用。常以扩张血管的作用为主。用于治疗血栓闭塞性脉管炎、静脉炎、大动脉炎、雷诺病。

(4)对腺体有抑制分泌作用,常用于治疗多汗症、小儿流涎、脂溢性皮炎、脂溢性脱发。治疗胃酸过多,也称此穴为止酸要穴。

7.脑干　具有镇静息风、益脑安神的作用。是镇静止咳、退烧穴位。常用于治疗脑膜刺激征、癫痫、精神分裂症、神经官能症及支气管炎、低热等症。

8.枕小神经点　具有通经活络、镇静止痛的作用。用于治疗后头痛、枕大神经痛、耳郭痛。用于治疗血管痉挛、脑外伤后遗症、脑动脉硬化、神经官能症引起的半身麻木、头部麻木及颈椎病。

9.坐骨神经　具有通经活络、镇静止痛的作用。常用于治疗坐骨神经痛。治疗坐骨神经痛时,常用相对应的耳背部坐骨神经点和沿坐骨神经走行的出现症状部位的相应点治疗取穴,效果明显。

10.丘脑　相当于下丘脑,是自主神经中枢,对内脏活动及体内生理活动,有一定调节作用。可调节体温、摄食、水盐代谢内环境的平衡、内分泌及情绪反应等。常用于治疗单纯性肥胖、嗜睡症、水肿、内分泌功能紊乱等疾病。

11.兴奋点　对大脑皮质有一定兴奋作用。用于治疗嗜睡症、夜尿症、肥胖症、内分泌及性功能低下,如阳痿、希恩综合征、闭经等。

12.神经衰弱区　主治神经衰弱、入睡慢,治疗神经衰弱时常用耳郭前和耳郭背部相对应的神经衰弱区,以加强刺激。耳背部神经衰弱区曾有利眠穴之称。

13.神经衰弱点(又称垂前)　主治神经衰弱,如多梦、睡眠轻、睡眠浅、睡眠时间短、早醒、醒后不易再入睡等类型的神经衰弱。

14.耳颞神经点　主治三叉神经痛,并以治疗三叉神经下颌支痛为主,同时用于治疗耳郭痛、偏头痛、头晕、脑神经功能紊乱引起的病症。

15. 脑 治疗脑性疾病、脑动脉供血不足、小脑共济失调、癫痫、多动症、低智儿。

16. 顶 治疗头顶痛、神经衰弱。

17. 耳大神经点 主治肩关节周围炎、上肢麻木、颈椎病、耳郭神经痛。

18. 耳中 又称迷走神经点、支点、零点。可调节内脏功能,治疗消化系统、心血管系统疾病,并用以治疗夜尿症。

(二)内分泌系统穴位

1. 缘中 为脑垂体代表区。

(1)用于治疗内分泌功能紊乱及妇科病症,如闭经、月经不调等。

(2)用于治疗脑垂体功能紊乱疾病,如侏儒症、尿崩症、希恩综合征、垂体瘤、糖尿病。

(3)用于治疗出血性疾病,如便血、月经过多、功能性子宫出血等。

2. 内分泌

(1)调节内分泌功能。用于治疗内分泌功能紊乱引起的疾病,如甲状腺功能亢进、糖尿病、尿崩症等。

(2)内分泌穴有抗风湿、抗感染、抗过敏的"三抗"作用。用于治疗过敏性疾病、风湿病、胶原组织疾病、泌尿生殖系统疾病及各种炎症性疾病。

(3)用于治疗吸收功能障碍性疾病,如消化不良、萎缩性胃炎。

(4)内分泌穴有利湿、消肿作用。用于治疗内分泌功能紊乱引起的水肿、神经血管性水肿、湿疹,并用于减肥。

3. 肾上腺

(1)调节肾上腺功能,增强机体应激能力。用于治疗肾上腺皮质功能紊乱所致的疾病,如艾迪生病、库欣综合征。

(2)"三抗一退"作用,即抗过敏、抗风湿、抗感染、退热,用于治疗风湿病、胶原组织病、过敏性疾病及各种炎症病变。

(3)肾上腺有调节血管收缩功能的"一升一止"作用,用于提升血压治疗低血压休克,用于止血、治疗出血性疾病,如月经过多、功能性子宫出血、便血的治疗。

(4)有解痉镇静作用:用于解除支气管平滑肌痉挛,治疗支气管哮喘、喘息性支气管炎。

4. 胰腺 用于胰腺炎、糖尿病的治疗。

5. 甲状腺 对甲状腺疾病有一定的治疗作用。用于治疗甲状腺功能亢进和甲状腺功能减退、甲状腺瘤。

6. 卵巢 治疗月经不调、卵巢炎、附件炎、不孕症、功能性子宫出血症。

7. 睾丸 治疗睾丸炎、阳痿、不育症、前列腺炎、性功能减退。

8. 前列腺 治疗前列腺炎、前列腺肥大、尿路感染、性功能障碍。

(三)特定穴位

1. 升压点 是治疗低血压的特定点。

2. 降压点(又称角窝上) 是治疗高血压的特定点。

3. 胰腺点　用于治疗糖尿病、胰腺炎。

4. 肝炎点　是治疗肝胆疾病的主要用穴。

5. 腹水点　常用于治疗腹水、水肿,如神经血管性水肿、内分泌功能紊乱引起的水肿、下肢静脉回流障碍引起的水肿。并用于减肥。

6. 腹胀区　有理气消胀的作用,治疗腹胀、肝胃不和、肝脾不和、脾虚不运导致的腹胀。

7. 风溪　用于治疗过敏性疾病,如支气管哮喘、荨麻疹、皮肤瘙痒症、接触性皮炎、过敏性结肠炎、过敏性紫癜、过敏性鼻炎等。

8. 晕点　是治疗头晕的主要穴位。

9. 饥点　可控制饮食量,用于治疗肥胖症、甲状腺功能亢进、神经性多食,是减肥要穴。

10. 渴点　可控制饮水量,用于治疗糖尿病、尿崩症、神经性多饮。

11. 热穴　改善末梢血液循环,提高皮肤温度。用于治疗血栓闭塞性脉管炎、静脉炎、雷诺病等。

12. 风湿线　用于治疗风湿病主要穴位。

13. 便秘点　是治疗便秘的特定点。

14. 心脏点(又称降率穴)　是治疗房颤、阵发性心动过速等心脏疾病的主要穴位。

15. 平喘　是治疗支气管炎、支气管扩张、哮喘的主要穴位。

16. 肾炎点　是治疗肾小球肾炎的主要穴位。

17. 结核点　是治疗肺结核的主要穴位。

18. 肿瘤特异区　是治疗肿瘤的特定穴。

19. 冠心沟　是治疗冠心病及心律不齐的特定沟。

20. 耳鸣沟　是治疗耳鸣和听力下降的特定沟,耳鸣轻重和病程长短与耳鸣沟皱襞的深浅、长短有一定关系。

21. 缺齿沟　是治疗缺齿的特定穴。

22. 癫痫点　是治疗癫痫的特定穴。

23. 肝大区　是治疗肝大的特定区。

24. 脾大区　是治疗脾大和脾虚的特定区。

(四)五脏六腑穴位

1. 心　具有强心、调节血压、宁心安神、清泄心火等功能,为"一穴多治"。

心主血脉:中医有"气行血则行""气为血帅,血为气母"之说,心穴有疏通经脉、活血止痛之功,多用于治疗心、脑血管系统疾病,如冠心病、心律不齐、高血压、脑动脉供血不足、脉管炎、雷诺病。

心主神志:用于治疗神经系统疾病。如神经衰弱、多梦、自主神经功能紊乱、神经官能症、忧郁症等。

心汗:汗为心之液,用于治疗多汗症。

心开窍于舌、舌为心之苗,其经脉循行于咽喉两旁,用于治疗咽炎、舌炎、声音嘶哑、顽固性口腔溃疡。"心其华在面"可用于治疗气血不足所致的面色苍白、晦暗、心血瘀阻所致面色青紫。

2. 肝　有舒肝利胆、健脾和胃作用。肝主胁肋,肝有疏肝理气、通经止痛之功。用于治疗慢性肝炎、肝炎后综合征、胆道疾患、慢性胃炎、腹胀等疾患。

肝主疏泄,肝经绕阴器、抵少腹、流于腋下,上巅顶。用于治疗神经官能症、妇科及泌尿生殖系统疾病。

肝藏血,有养肝益血作用,用于治疗血液系统疾病、血管病、高血压。

肝主筋,"诸风掉眩皆属于肝",肝有祛风除痰、舒筋止痛功能,用于治疗头晕、头痛、癫痫、肢体麻木、手足抽搐、面肌痉挛。

肝开窍于目,有补肾养肝、活血益气之功,用于治疗眼病。

3. 脾　脾主运化,脾为后天之本。脾有调节消化功能的作用,用于治疗各种消化系统疾病,如五更泻、腹胀、便秘、消化不良等。

脾性喜燥恶湿,"诸湿肿满皆属于脾"。脾有消肿、利湿之功,用于治疗浮肿、腹水、皮肤病、眩晕。

脾统血,有止血、调经之功,可治疗各种出血性疾病。如月经过多、功能性子宫出血及其他出血性疾病。

脾气主升,可提补中气,用于治疗中气下陷所致内脏下垂之疾病,如胃下垂、脱肛、痔疮。

脾主肌肉、脾主四肢,可用于治疗腰腿痛、肩背痛、肌肉萎缩、四肢无力。

"脾开窍于口,其华在唇"有清热、利湿之功,用于治疗顽固性口腔溃疡、唇炎、舌炎等疾病。

4. 肺　肺主气、司呼吸、主肃降,"肺朝百脉",肺有养肺气、通血脉、宣肺平喘、除痰止咳,可用于治疗呼吸系统疾病,如支气管炎、支气管哮喘、肺炎。

肺通调水道,可用于治疗各种原因引起的水肿。

肺主皮毛,有疏风解表之功,可用于治疗感冒、自汗、盗汗、皮肤病、脱发。

肺脉出肺系(喉咙),开窍于鼻,可治疗鼻炎、副鼻窦炎、咽炎、声音嘶哑、嗅觉失灵;肺与大肠相表里,有清泄腑实、利湿导滞功能。

5. 肾　肾为强壮保健穴。"肾为先天之本""肾藏精,肾主命门相火"为生命之根本。可壮气、益精液、强腰脊、补脑髓、利水道、聪耳明目。用于治疗各种慢性虚弱性疾病,如肾炎、肾盂肾炎、腰膝酸痛、足跟痛、消化不良、五更泻、阳痿遗精、月经不调、闭经等疾病。

肾主骨、生髓通于脑,脑为髓之海,可用于治疗各种神经性疾病、神经衰弱、自主神经功能紊乱,颈、腰椎、关节等退行性病变。并用于治疗低智儿及记忆力下降。

肾开窍于耳,可用于治疗耳鸣、听力下降。

五轮学说中"瞳孔属肾",可用于治疗眼病。

肾其华在发,可用于治疗脱发、斑秃。

肾主水、通调水道,可用于治疗浮肿、腹水。

6. 膀胱　膀胱主气化,膀胱经与肾经相表里,有调理膀胱湿热、补肾益气之功,治疗尿频、尿急、尿痛、尿潴留、肾盂肾炎等症。

膀胱有贮尿作用,用于治疗夜尿症、尿失禁、泌尿系慢性炎症。

膀胱经上额,交巅,从巅顶入脑络,下项循肩膊内、挟脊抵腰,循膂贯臀入腘中,可用于治疗后头痛、腰脊痛、坐骨神经痛、神经衰弱、失眠等疾病。

7.胆 胆主贮藏清汁(胆汁),胆经与肝经相表里,胆有舒肝利胆、理气止痛功能。主治胆道疾患、口苦、肋胁胀满、带状疱疹。根据胆经循颈抵耳上角,从耳后入耳中,出走耳前,用于治疗耳鸣、耳聋、偏头痛、颈项强直疾病。

8.胃 主治各种胃病、胃炎、胃溃疡、胃痉挛、胃肠功能紊乱。

"胃为后天之本"胃有"水谷之海"之称,胃经与脾经互为表里。胃有健脾和胃、补中益气、疏肝理气、和胃降逆功能。

胃气以降为顺,胃穴可治疗恶心、呕吐、呃逆、嗳气反酸等症。

胃经入齿、循发际至前额,可治疗牙痛、前头痛及神经系统疾病如癔症、忧郁症。

9.大肠 大肠主传导糟粕,可清热洁腑、通便止泻。主治肠炎、肠功能紊乱、便秘、腹胀。

肺与大肠相表里,可治疗皮肤病、鼻咽部疾病、气管炎、支气管炎等症。

10.小肠 小肠主"受盛化物,分清泌浊",主消化吸收,有清热利湿、通便止泻功能。主治消化不良、腹泻、便秘、腹胀、胃肠功能紊乱。

小肠经与心经相表里,可治心脏疾患。

小肠主液所生病,其经循颈,心经有热可"心移热于小肠",可治疗乳汁少、咽喉痛、口生疮、小便赤等肠功能紊乱疾病。

11.三焦 三焦经与心包经相表里,有理气止痛、补心养肺、健脾益胃、补肾利水、化气输精、生津止渴、通利关节的作用,常用于治疗泌尿系统、消化系统疾病及腹胀、胁痛、水肿、便秘、耳鸣等症。此穴由于有舌咽神经、面神经、迷走神经混合支通过,可治疗面瘫、面肌抽搐、牙痛及口腔疾病。

(五)相应部位穴位

1.口 治疗口腔、咽喉疾病,如口腔溃疡、舌炎、牙周炎、牙龈出血、颞颌关节紊乱、咽炎、喉炎。

2.食管 具有宽胸利膈、通利食管作用,用于治疗食管炎、食管癌、胸闷、梅核气、呼吸不畅等疾病。

3.贲门 治疗贲门疾病,如贲门失弛缓症、恶心、呕吐、胸部不适、贲门癌等疾病。

4.十二指肠 治疗十二指肠球部溃疡和十二指肠球炎。

5.阑尾 治疗急、慢性阑尾炎。

6.气管 有利咽、止咳、祛痰作用,治疗急、慢性咽炎,喉炎,气管炎等疾病。

7.支气管 有平喘、止咳、祛痰作用,用于治疗急、慢性气管炎,支气管哮喘,支气管扩张。

8.咽喉 治疗咽喉部疾病,如急、慢性咽炎,声音嘶哑,急、慢性扁桃体炎,气管炎,支气管炎,支气管哮喘,梅核气等症。

9.外鼻 治疗外鼻部疾病,如鼻痔肿、鼻部痤疮、酒糟鼻、鼻前庭炎、鼻部黄褐斑等。

10. 内鼻　治疗各种鼻部疾病,如鼻炎、过敏性鼻炎、副鼻窦炎、外齞、感冒等症。

11. 眼　治疗各种眼科疾病,如急性结膜炎、睑腺炎、睑板腺囊肿、角膜炎、虹膜睫状体炎、青光眼、屈光不正。

12. 内耳　治疗耳部疾病,如耳鸣、耳聋、听力减退、中耳炎、鼓膜内陷、内耳晕眩等。

13. 扁桃体　治疗急、慢性扁桃体炎,咽喉炎。

14. 上颌　治疗各种原因引起的牙痛、牙周炎、牙龈出血、颞颌关节炎、颞颌关节紊乱、三叉神经痛。

15. 下颌　治疗下牙痛或龋齿。

16. 上腭　治疗唇炎、口腔炎、口腔溃疡、牙周炎、三叉神经痛等疾病。

17. 下腭　治疗与上腭穴同。

18. 舌　治疗舌炎、舌裂、舌部溃疡等舌部病症。

19. 牙　是治疗牙痛用穴。

20. 面颊区　治疗面神经麻痹、面肌痉挛、三叉神经痛、面部皮肤病等,面颊区是美容要穴。

21. 腮腺　治疗和预防腮腺炎,亦可治疗皮肤病,如皮肤瘙痒症、神经性皮炎。

22. 外耳　治疗耳部疾病,如耳鸣、耳聋、听力减退、耳郭冻疮、耳郭皮肤病、耳郭神经病,外耳还有止痛、止晕、鼻通、助听止鸣四大作用。可用于治疗偏头痛、三叉神经痛、尔氏症、头晕、颈项部疼痛、鼻炎、副鼻窦炎、嗅觉失灵。

23. 膈　有止血、凉血、解痉止痛作用,治疗膈肌痉挛、出血性疾患,如功能性子宫出血、过多、便血。治疗皮肤病,如牛皮癣、湿疹、痤疮等。

24. 盆腔　治疗盆腔炎、前列腺炎、下腹部疼痛、痛经等症。

25. 附件　治疗附件炎、带症、痛经、慢性前列腺炎、少腹坠痛。

26. 宫颈　治疗宫颈炎、宫颈糜烂、带下症。

27. 内生殖器　治疗月经不调、痛经、闭经、带症、功能性子宫出血、子宫内膜炎、子宫内膜异位症、子宫内膜增生、前列腺炎、性功能减退等疾病。

28. 股美　治疗下腹部疼痛、腹股沟淋巴结炎、精索静脉炎、精索静脉曲张等。

29. 输尿管　用于治疗输尿管结石。

30. 尿道　治疗尿道疾病,如尿路感染、前列腺炎,夜尿症、漏尿、尿频、前列腺炎、膀胱炎等疾病。

31. 外生殖器　治疗外生殖器疾病,如尿道炎、龟头炎、阴囊湿疹、外阴瘙痒、阳痿及腰腿痛。

32. 直肠　治疗内外痔、脱肛、大便失禁、痢疾、肠炎。

33. 肛门　治疗内痔、外痔、混合痔、脱肛、肛门瘙痒等症。

34. 颈椎　治疗颈椎病及各种原因引起的颈部疼痛。如颈部肌纤维组织炎、落枕。

35. 胸椎　治疗胸椎病变,如胸椎骨质增生、胸背部疼痛及扭、挫伤。

36. 腰椎　治疗腰椎病变,如腰椎骨质增生及各种原因引起的腰痛。

37. 骶椎　治疗骶椎病变以及各种原因引起的腰骶部疼痛、遗尿。

38. 尾椎　治疗尾椎疼痛疾患。

39. 颈　治疗颈部病变,如颈部淋巴结炎、甲状腺功能亢进。

40. 胸　治疗胸部疾病,如胸痛、胸闷、胸膜炎、肋软骨炎、肋间神经痛、带状疱疹等症。

41. 腹　治疗腹部疾病,如肠炎、便秘、痛经、产后宫缩痛、减肥等。

42. 乳腺　治疗乳腺炎、乳腺导管增生、乳腺小叶增生、少乳、乳腺肿瘤。取穴多取外侧乳腺。

43. 腰肌　治疗腰肌劳损、急性腰痛、慢性腰肌劳损。

44. 肋胁　治疗胸胁部扭伤、挫伤、带状疱疹或神经官能症引起的肋胁胀满串痛。

45. 肩背　治疗颈椎病、颈肩综合征、肩背痛等疾病。

46. 髋关节　治疗髋关节疾病及腰髋部疼痛、坐骨神经痛。

47. 膝关节　治疗膝关节疾病,如各种原因引起的膝关节炎、膝关节扭伤、挫伤、膝关节疼痛。

48. 踝关节　治疗踝关节部位病变,如踝关节扭伤、挫伤、踝关节炎等。

49. 足跟　治疗足跟部疾病,如足跟骨质增生引起的疼痛及肾虚引起的足跟疼痛。

50. 趾　治疗趾关节扭伤、挫伤、冻伤、四肢末梢血液循环障碍、麻木怕冷、脚癣等。

51. 臀　治疗臀骶部疼痛、坐骨神经痛。

52. 腘窝　治疗坐骨神经炎引起的腘窝痛。

53. 腓肠肌点　治疗腓肠肌痉挛、腓肠肌纤维组织炎、坐骨神经炎引起的腓肠肌部疼痛。

54. 锁骨　治疗肩周炎,肩背部、颈肩部痛,无脉症等。

55. 肩关节　治疗肩周炎、肩关节扭伤。锁骨、肩、肩关节被称为治疗肩周炎的"肩三穴"。

56. 肘　治疗肘关节扭伤、网球肘及风湿性肘关节炎等症。

57. 腕　治疗腕关节疾病,如腱鞘炎。

58. 指　治疗指关节疾病,如指关节扭伤、雷诺病、多汗症、皮肤病、颈椎病引起的手指麻木。

59. 腋下　治疗腋窝部疼痛、多汗症。

60. 骶髂关节　治疗骶髂关节疼痛疾病,如骶髂关节劳损、骶髂关节炎。

61. 胆管　治疗胆道感染性疾病的主要穴位。

62. 肋缘下　治疗肝区痛的要穴。

63. 喉牙　治疗喉疾病和治疗牙痛的特定穴。

64. 腹外　治疗泌尿系统结石。

65. 足心　治疗足心痛的要穴。

66. 股四头肌　治疗大腿肌肉疼痛的要穴。

67. 股外侧　治疗股外侧皮神经麻痹的要穴。

68. 股内侧　治疗股内侧(大腿根部)疼痛的要穴。

(六)耳背穴及其他

1. 屏尖　具有消炎、退热、镇静、止痛作用,可治疗各种原因引起的高热、低热,此穴多采用针刺放血法。

2. 耳尖　具有消炎、退热、降压、镇静、抗过敏、清脑、明目的作用。可治疗发热、高血压、神经衰弱、头痛、头晕、眼部疾患、皮肤病。

3. 目1　可治疗青光眼、视网膜炎、虹膜睫状体炎等症。

4. 目2　治疗屈光不正、眼结膜炎、睑腺炎、虹膜睫状体炎等病症。

5. 肝阳　治疗肝阳上亢、慢性肝炎、迁延性肝炎等症。

6. 轮1～轮6　具有消炎、退热作用，用于各种炎症及发热性疾病。

7. 艇中　治疗脐周围痛、腹痛、痛经、胆道蛔虫症、前列腺炎、泌尿系统结石等症。

8. 耳背心　治疗心悸、失眠多梦、高血压、头痛。

9. 耳背肝　治疗胆囊炎、胆石症、肝区痛、肋胁痛。

10. 耳背脾　治疗胃炎、胃及十二指肠溃疡引起的胃痛、消化不良、食欲缺乏。

11. 耳背肺　治疗气管炎、支气管炎、支气管哮喘、皮肤瘙痒症。

12. 耳背肾　治疗各种头痛、头晕、神经衰弱、自主神经功能紊乱、忧郁症、神经官能症。

13. 上耳根　治疗鼻衄。

14. 中耳根　治疗胆囊炎、胆石症、胆道蛔虫症、鼻塞、心动过速、腹泻、胃及十二指肠溃疡、十二指肠球部炎症、头痛。

15. 下耳根　治疗低血压、内分泌功能紊乱。

16. 耳背沟　治疗低血压及高血压。

第四节　按摩耳穴防病、美容、防衰老

《黄帝内经·灵枢》记载：耳为百病之首，"耳者，宗脉之所聚也。"宗，就是"总""全部"的意思，人体全部经脉、络脉都要聚集到耳朵上，耳为全身经络分布最密的地方，五脏六腑、十二经脉、三百六十五络都与耳朵密切相连。《灵枢·厥病》篇记载"一身之气贯于耳"，耳朵是经络的传导线，"内属于脏腑，外络于肢节""运行气血、沟通表里、协调阴阳，平衡虚实""除百病"。

我家祖传《张氏耳病心法》中记载：耳与脏腑有着极为密切的生理关系，"心为耳窍之客，荣华于耳。""肝病者，耳无所闻耳聋不聪。""脾不及则令人九窍不通。""肺主声，令耳闻无声。""肾气通于耳，肾和则耳能闻五音矣。""耳属足少阴，肾之寄窍也。耳所致者精，精气调和，肾气充足，则耳聪。若劳伤气血，风邪乘虚，使精脱肾惫，则耳聋，是肾为耳聋之原也。然肾窍于耳，所以聪听，实因水生于金，盖肺主气，一身之气贯于耳，主听。"所以按摩耳朵不仅能治疗耳聋、耳鸣，又能防治疾病、抗衰老、延年益寿。

一、防病

现在医学研究证实,经常按摩耳朵可以调节各个脏器的生理功能,增强机体防病、抗病能力,改善机体的免疫功能,促进血液循环,使耳朵保持良好的听力,从而达到防病保健功能。不仅能对耳鸣、耳聋、头痛、眩晕、眼花,内、外、妇、儿、骨科等起到防治作用,还可起到消除疲劳、调节睡眠、活跃肾脏、强健身体,防治动脉硬化、高血压、心脑血管病等慢性疾病,起到防衰抗老、延年益寿等作用。唐代大医学家孙思邈在《千金翼方·养老大例》就说"清旦初起,以左右手摩交耳,从头上挽两耳又引发,则面气通流,如此者令人头不白、耳不聋",具有防治百病的作用。

二、美容

按摩耳朵美容是新发展的学科,按摩耳朵可以达到祛瘀排毒、美容貌、美肌肤、美体形的作用。美容的方法是通过耳穴治疗影响美容的各种病症。而影响容貌美、肌肤美、体形美除体态肥胖外,还有以下几种病症。

影响青少年容貌美的主要病症有面部痤疮、扁平疣、脂溢性皮炎、脂溢性脱发、黄褐斑、白癜风等病症。

影响中年容貌美的主要病症有玫瑰痤疮、酒渣鼻、黄褐斑、扁平疣等病症。

影响中老年人容貌美的主要病症如老年斑、色素沉着等,而更重要的是面容的憔悴、皱纹的增加、皮肤无光泽等衰老的征象。

我国传统医学认为肥胖是阴阳失去平衡,经络和脏腑功能失常。有"肥人多痰湿,瘦人多火"之说,因此本病多由脾虚、痰湿阻滞、阳气不足、蒸发乏力及体内脂肪水液过剩所致。由于脂肪积聚,机体负担加重,氧的消耗量较正常人增加,这不仅使肥胖病者体态臃肿,行动不便,同时可出现怕热、多汗。若呼吸和血液循环受到影响,一动就会气喘,易感疲乏。并可出现头昏、头痛、心悸、腹胀、便秘、精神不振、下肢水肿等症状,若因肥胖,肺泡换气不足,血容量和心输出量增加,可引起左心室肥大,肥胖也往往是糖尿病、胆石症和心血管疾病的前导,肥胖者可给精神上带来苦闷,从而在情绪上急躁易怒。俗话说:"有钱难买老来瘦。"其意是指身体过于肥胖不是好事,是人体衰老的表现,不但影响体形美,而且加重了内脏负担。

由于引起肥胖的原因很多,在耳穴治疗中提出"一调三增一定向"的减肥治疗取穴原则。

1. 一调 调整内分泌功能。

取穴:丘脑、内分泌、缘中(脑垂体穴)。各内分泌腺的分泌水平之所以保持相对稳定,主要是通过负反馈自我调节机构实现的。当内、外环境发生变化时,脑内各较高级中枢根据从感觉系统传入的信息,控制丘脑下部的活动,并通过丘脑下部直接改变腺垂体的分泌水平。间接地影响受腺垂体控制诸靶细胞的活动水平,从而使机体得以适应环境的变化。使内分泌功能得以稳定。

2. 三增

（1）增强机体的兴奋性

取穴：兴奋点、额。

肥胖病者常伴有易困、嗜睡、睡眠时间长，机体活动量小、耗能少，蛋白质的合成大于分解过程。因此治疗肥胖取具有兴奋的耳穴如兴奋点、额。使肥胖者睡眠相对减少，白天保持一定的觉醒状态，精力充沛地进行各种活动，这样可使代谢功能旺盛，增加热量的消耗，促进糖原、蛋白质的转化，促进脂肪的燃烧。

（2）增强饱感

取穴：饥点、丘脑。

饥点：可以减少肥胖者的饥饿感，减少食量。丘脑是调节内脏和内分泌活动的较高级中枢，具有调节体温、摄食、水和电解质平衡、内分泌、情绪反应等重要生理活动。因此，增强饱感，减少摄入量的耳穴以饥点、丘脑两穴为主，调整机体的胃肠功能。

（3）增加排泄

取穴：肾、三焦、肺、大肠。

增加排泄取肺，"肺主皮毛"，《灵枢·经脉》篇说："太阴者（手太阴肺经）行气温于皮毛者也。"人体肌表，皮肤是人体卫外的阳气所敷布的部位，能随着外界气温及体温的变化而起调节作用。它遇冷就收缩致密，遇热就弛缓疏松，致密则无汗，疏松则汗出。肺又主人身之真气，《类经解释》说："人之呼吸，通天地之精气，以为吾身之真气。故真气者，所受于天，与谷气而充身者也。然天地之气，从吸而入，谷食之气，从呼而出……"因此，肺穴以增强发汗行气之功；肾为水脏，主水液，"三焦者，决渎之官，水道出焉"，肾、三焦可通调水道，补肾气化利水之功；大肠可"传导糟粕，清热洁腑"，与三焦、肺穴合用，可增强气化作用而通便。

3. 一定向　意指定向爆破，减少消耗脂库中的脂肪，使脂肪重新分布。

取穴：相应部位（腹、臀）。

肥胖主要是由于脂肪细胞肥大，并不是由于脂肪细胞的数量增多，减肥主要是减去体内的存脂，防止不必要的脂肪组织积聚或形成。而肥胖所造成的体态臃肿，最明显的部位是腹部和臀部，脂肪最易储存的部位是腹部的脂库。因此，相应部位予以定向爆破的部位是取耳穴腹，其次是臀。取其穴可助于脂肪燃烧，脂肪重新分布，而达到体态美。

三、防衰老

健康对于每个人都是十分重要的，卫生部前部长钱信忠说："健康对中老年人就是时间，就是精力。"有了健康的身体就可为人类做贡献，如何使中老年人保持身心健康，保持生命的活力，有病早治，无病早防，防患于未然是不可忽视的重要课题。

我国公元前200年的《内经》中，在《上古天真论》《四气调神大论》《生气通气论》等就开始了讨论老人的保健，所谓"养生""摄生"，在"养性"中，特别提到按摩耳郭的方法以健身防衰，书中记载"以手摩耳轮，不拘数遍，所谓修其城郭，以补肾气，以防聋聩也。"又记载："养耳力者常饱。"说明刺激耳郭可以摄生防衰。

人体内环境的平衡和稳定，是正常生命活动的根本保证，机体内环境平衡失调，必然要影响到正常生命的活动和代谢过程的紊乱,从而促使人类衰老。人体代谢机构的有效性,在 40 岁以后随着年龄的增长而逐渐下降,细胞的合成与分解代谢逐渐失去平衡,因此,有人认为,衰老的本质与细胞功能低下有关。使用耳穴摄生、防衰老,在于祛除邪气,扶补正气,调整阴阳,泻其有余,补其不足,调其不和而复其治。古人说:"人有三宝,精、气、神。"所谓精,是指人体中的精、血、津、液等多种重要物质,它是构成人体、维持和营养人体的生命活动的基础。这些物质一方面禀受于先天父母之本,一方面还要靠后天水谷精微之气不断给予补充。所谓气,亦有两种含义:一是指流通着的微小难见的营养物质,二是指推动脏腑器官活动的动力。气亦需靠呼吸自然界的空气和吸收水谷精微之气来化生和补充。神是精神意识、思维活动、感觉运动的主司,是人体活动的根本体现,也是人体生命活动现象的总称。

精、气、神三者之间,虽各有殊,但又是一个不可分开的整体。精充、气足、神全乃是健康长寿的保证;精亏、气虚、神耗则是衰老多病的原因。

精不足,则人体内精、血、津、液缺乏,心肌、动脉得不到滋养,而容易硬化。骨骼、肌肤得不到濡润,而易枯槁皱褶,关节运动不灵活。耳目失于润养,则耳不聪、目不明。

气不足,则脏腑功能减退,气血运行不畅,在心则导致心气不足,心血瘀阻,而发生冠心病、心绞痛;在肺则易导致肺气不足,痰湿阻滞,而发生支气管炎、肺气肿;在胃肠则导致胃肠功能紊乱,而发生消化不良、便秘等。

神不足,则神经系统特别是大脑皮质功能减退,人的思维意识活动失调,精神情志变化失常,故老年人常有多疑善忧、言失语误、失眠健忘等表现。

由此可见,精、气、神是人体生命活动的关键。而注意保养精、气、神,则是摄生抗衰的重要环节,而针灸、耳穴的治疗,就在于调神、提气。祖国医学认为:"生死之道,以气为本。"精、气、神三者之间,气是根蒂。宋《苏沈良方》说:"摩熨耳目,以助真气。"即此意也。

临床观察表明,衰老与细胞功能低下有关,而刺激耳穴可以调整细胞功能,促进细胞的各种酶代谢恢复平衡,还可促进细胞的合成和分解代谢,逐渐恢复平衡。调整细胞内环境的平衡与稳定,大大地延缓了衰老现象。

下篇 张氏传承、特色疗法

第四章

张氏历史渊源及传承

中医是中国的传统医学文化,是一门古老而神奇的科学,中医针灸治疗耳病方法,可谓亘百代而常新,历万世而弥坚,是中国古老针灸学中的一个重要组成部分,是中国浩瀚医学宝库中的一份珍贵遗产。至今,中医针灸诊治耳病在历代有识之士的传承和发扬光大中,仍像一颗璀璨的明珠,闪烁于世界的东方之巅。

中医药文化源远流长,博大精深,是中华民族的瑰宝,也是世界人民的财富。中医药文化是中华优秀传统文化的重要组成部分,在维护和促进人民健康方面发挥着不可替代的作用。在脱贫致富、乡村振兴、健康中国、伟大民族复兴中发挥着独特作用。近年来,我国新型冠状病毒感染防控充分体现了"生命至上"的理念,有效地控制了疫病的流行蔓延,保障了中华民族的繁衍昌盛。新型冠状病毒感染疫情暴发以来,全国超九成的新型冠状病毒感染确诊患者使用了中医药,在抗击新型冠状病毒感染疫情战疫中发挥了不可或缺的作用。中医药的使用使世界各国人民对中医药在预防、治疗、恢复等维护人们身心健康方面有了全新的认识。显示了中华传统医药在治疗人类疾病方面具有较高的疗效强大优势。在世界历史上是一个非常独特影响巨大的文化现象。中医药文化是我们祖代相传,血脉相连,国家民族的骄傲,来源于我们祖先的血液和生生不息的民族魂魄。

中医药文化的精髓集中体现在中华民族的价值理念、思维方式和生活习惯上,为人类提供了一种独特的科学方式。随着屠呦呦因为发现青蒿素获得诺贝尔生理学或医学奖,世界卫生大会已经将中医药的传统医学章节纳入国际疾病分类当中,成为国际医学体系的重要组成部分。另外,我国医药学著作《本草纲目》和《黄帝内经》被联合国教科文组织列入世界记忆名录,"中医针灸"被列入人类非物质文化遗产代表作名录,可见,中医药不仅在促进人类健康方面发挥着重要作用,更为全人类的发展贡献了中国智慧和中国方案。

中医药是中华优秀传统文化的瑰宝和打开中华文明宝库的钥匙,为中医药文化赋予新的时代内涵,为保护传承弘扬"张氏耳病针灸疗法"这一非物质文化遗产提供了必要性和可行性。开展对张氏耳病针灸疗法更好保护和传承进行深入调查研究,把遗失、失传的部分著作收集整理,建立张氏耳病针灸疗法技术项目数据库,深度挖掘整理张氏数百年来的特色秘方、验方,将秘不可传的和失传的治疗耳病方案和方法进行记录,永久保存。新乡市省级非物质文体遗产项目《张氏耳病针灸疗法》传习所、中医药博物馆的建立,将以图片、实物、视频、现场演示等形式向广大市民直观地展示治疗耳病相关的名贵中药材、针灸、按摩手法展示、中医预防耳病知识、中药炮制方法、中药称量器具、老牌匾、中药存放器具、项目的历史渊源等。通过各种展示,让广大市民近距离接触、体验身边的非物质文体遗产,进而参与到该非物质文体遗产项目的传承、弘扬、传播队伍中来,使该非物质文体遗产项目融入人们的日常生活,活起来,火起来!

　　第十八世传承人张成礼在祖传中医治疗耳病的基础上研究治疗耳病四十余年,并结合家藏秘籍及世传经验良方,口传心授,深得真传,大有创新,终于找到病根,成为数千年来中医治耳病史上的创举。张成礼研究出耳病治疗的有效穴位和中药直接用于耳部,使耳病患者的听神经在短期内得到很好的康复,再则,穴位放血,用中草药直接作用于病患处,这些创新疗法治愈了数万例的耳病患者,总结了一套有效的,完善的,从中医中药口服、外用、吹耳药、塞耳药、鼓耳、冲耳、洗耳、清耳、针刺、艾灸、放血、拔火罐等多方位综合治疗耳病的有效方法。直达病变部位,使受损的内耳听神经复活,疏通经络,促进耳部的血液循环,使耳部神经纤维细胞再生,提高听力,从根源上治愈耳病,使耳病患者迅速体验到它的神奇疗效。疗程短,效果好,安全无不良反应,并能短期治愈,通过 32 270 例耳病患者临床观察有效率占 98.2%,其中包括耳鸣患者 16 728 例、耳聋患者 15 542 例、突发性耳聋 6 870、耳闷患者 6 520 例、耳眩晕患者 3 680 例、耳面瘫患者 1 200 例、耳失眠患者 2 600 例、中耳炎患者 2 750 例、老年性耳聋 4 150 例、爆震性耳聋 2 700 例、噪声性耳聋 1 800 例,突破了医学上无法治愈耳病的历史,为中医学填补了一项重大的空缺。此治疗方案是依据中医特色,辨证论治,补虚泻实,通经开窍,安神定志。不同的人、不同的耳病,用不同的方法治疗,只要对症一定能取得满意效果(图 4-1、图 4-2)。

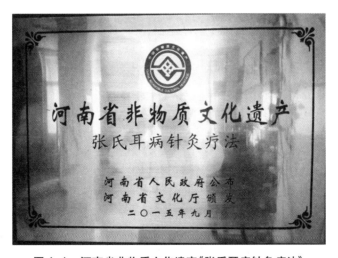

图 4-1　河南省非物质文化遗产《张氏耳病针灸疗法》

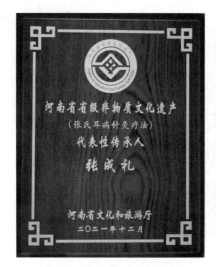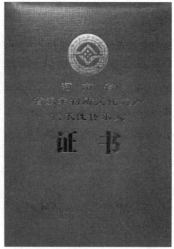

图4-2　河南省非物质文化遗产代表性传承人

第一节　历史渊源

张氏耳病针灸疗法：源于明代洪武年间，由新乡县小冀镇杏庄村张九老所掌握，杏庄村位于新乡县小冀镇人民政府驻地西南3.9公里处。宋朝时期，聂姓居住在古黄河堤（即汉堤）东侧，名为永兴堤。

据老辈口传和清康熙九年《张氏族谱》序记载，张九老，山西洪洞县人，明代洪武年间动员迁民，张九老迁居河南新乡西南20公里（永兴堤）附近。张姓立世始祖张九老因医术高明，用针灸、拔火罐、中药（口服、外用）治疗耳病，以及内、外、妇、儿、骨科、五官科等常见疾病，以及用驴皮熬阿胶治疗妇科一切血虚疾病而名扬乡里，其后人世代相传，秘传绝技。

张九老行医治病从不收酬金，但是有一个要求，要求被治愈的每位患者在他住所的旁边种棵杏树留作纪念。治愈一位严重的患者种五棵杏树，治愈一位轻症的患者种一棵杏树，因医术高超，远近的患者纷纷前来就诊。数年之间，由于治愈了无数的患者，他住所的旁边就种满了大片杏林，春天杏花飘香，夏天果实累累。他告诉人们欲买杏果者无须钱财，只需用粮食交换即可，贫困百姓可免费采吃。

张九老不仅医术高超，还把杏果换来的粮食无偿地救助贫困百姓，年年如此，百姓称赞有加，非常感激，送医匾表示感谢，医匾上写"杏林圣手""誉满杏林""杏林春暖""济世救民""医术高超""医德高尚"等。正德年间，因杏树林茂密，改村为"杏花村"；清康熙九年（1670年）曾改称杏庄堡、杏庄铺；同治年间筑寨，又名"杏庄寨"；民国初，又以杏林取名为"杏庄"至今。

第二节　地理特征

自隋开皇六年设置新乡县,新乡至今已有1 430多年历史,新中国成立初期曾为平原省省会。新乡文化底蕴厚重,商灭夏的鸣条之战、周灭商的牧野大战、建立北宋的陈桥兵变等重大历史事件均发生于此,是中原文化、中医药文化、黄河文化、卫河文化重要发源地之一,是中华文明的早期发祥地之一。

新乡市地处中原腹地,河南省北部,地理坐标为东经113°23′~115°01′,北纬34°53′~35°50′,中心位于北纬35°18′,东经113°54′,南临黄河,与省会郑州、古都开封隔河相望;北依太行,与鹤壁市、安阳市毗邻;西连太极故里焦作市,与晋东南接壤;东接油城濮阳市与鲁西相连,总面积8 249平方公里。总人口565万人。

新乡市是豫北地区重要的中心城市,中原地区重要的工业城市、中原经济区及中原城市群核心城市之一,为豫北政辖四区两市(辉县市、卫辉市)、六县(新乡县、获嘉县、原阳县、延津县、封丘县、长垣县)、四区(卫滨区、红旗区、凤泉区、牧野区)及市高新技术产业开发区和西工区。城区位于境域中西部,南距省会郑州80公里,北距首都北京600公里,纵贯京广铁路、京港澳高速公路、107国道,为豫北政治、经济、文化和交通中心之一,在河南省经济和社会发展中占有重要地位。

新乡市同时拥有中国国家森林城市、中国优秀旅游城市、中国国家园林城市、中国国家卫生城市、中国金融生态城市、中国十佳和谐可持续发展城市等多项荣誉。西晋太和五年(370年)在今新乡市建新乐城。《史记志疑》说:"乐者村落之谓,古字通用",新乐亦即新乡之意。隋置新乡县。1949年设新乡市。

新乡市属于华北板块,地处黄河、海河两大流域,地势北高南低,北部主要是太行山山地和丘陵岗地,南部为黄河冲积扇平原,平原占全市土地总面积的78%。属暖温带大陆性季风气候,四季分明,冬寒夏热,秋凉春早,历年平均气温14 ℃。7月最热,平均27.3 ℃;1月最冷,平均0.2 ℃。雨热同期,美好的自然生态环境。境内太行山中药材资源丰富,主产山楂、柴胡、连翘、桔梗、黄芪、酸枣仁、枸杞子、葛根、石斛、金银花、远志、丹参等上千种中药材,产量万吨以上,素有"天然药库"之称,自古是全国著名的中药材产区和集散地,形成有以中药材交易为主的全国最大药材交流大会——百泉药交会。悠久的历史、厚重的文化、丰厚的中药材,更是治疗耳病的上好药材,成为张氏治疗耳病医学文化发展基地,为中医药文化在新乡传承发展提供了丰腴条件,也为以弘扬中医药文化为己任的张氏族人建立省级非物质文体遗产项目张氏耳病针灸疗法传习所、中医药博物馆提供了契机。

新乡市交通便利、商业发达,富裕的经济、秀丽的风景为新乡赢得了"中原明珠"的美誉,拥有两个火车站和多个客运汽车站,为当地文化的发展和繁荣提供了良好的生存环境,为张氏耳病针灸疗法在这里传承和发展提供了条件。

第三节　传承谱系及主要传承人

古人云：木本水源，溯本追源，乃人之常情也，使为师者必由是而教，为弟子者必由是而学，则医学昌明，寿民万万世矣。

明洪武年间：张氏先祖张九老，自山西洪洞县大槐树，迁居河南新乡小冀镇杏庄，迄今已六百余年矣，族祖自迁居以来，救疾长生、积德行善、奋斗创业、勤劳经营、助人为乐、诚实守信、忠孝仁义、敬老爱幼、家业兴旺、子孙昌盛。

当时张氏先祖九老以下失传大约一二世，第五世传承人：张进孝；第六世传承人：张士俊；第七世传承人：张光显；第八世传承人：张绪；第九世传承人：张凤来；第十世传承人：张培基；第十一世传承人：张森；第十二世传承人：张文广；第十三世传承人：张绍睦；第十四世传承人：张修桐；第十五世传承人：张恒双；第十六世传承人：张庆奎；第十七世传承人：张广玉；第十八世传承人：张成礼；第十九世传承人：张东玲、张德江。

一、第十世传承人张培基

清康熙年间，天下太平，国富民安，第十世传承人张培基（张德江的鼻祖），是位个性极其好强的人，为了把家传绝学发扬光大、为民祛病，30岁还未成婚，潜心研究家传绝学并对针灸之术酷爱至极，独自远离家乡遍寻当地的针灸高手学习，学到很高的医术，其间他经常骑着骆驼手拿医铃，摇铃看病，骆驼背上驮着两个药箱，走遍全国数十省地，并在沿途治病救人无数。因医术高超，尤其针灸之法最为独特，针到病除，被人尊称为"一针通"。

有一次，第十世传承人张培基出诊时，路过一个村口，遇到一群人抬着一口棺材向郊外走去，路上有一滴滴的鲜血，他定睛一看，发现血是从棺材底缝里滴出来的，便向村民询问详情，原来棺材里躺的是难产而死的孕妇，胎儿还在腹中没有生出来。张培基便立即顺着血迹向前追去，一直追到墓地，大声疾呼："不要埋人，不要埋人，此人还有救。"便请求抬棺的人打开棺盖，只见里面躺着一个年轻的孕妇，面色蜡黄，第十世传承人张培基把过脉搏说："好险，我若来迟一步，这母子二人可就真没命了。"当即拿出随身携带的银针，找准穴位，扎进妇人体内，两指捻提转动。众人围着棺木，盯着棺内妇人。有人小声嘟囔："医生能治病，但治不了命。"过了一会儿，死去的产妇竟奇迹般地睁开双眼，苏醒过来，同时腹中的胎儿也顺利生了出来，发出一声声清脆的啼哭声。众人转悲为喜，见他一针救了两条生命，倒头便拜，长跪不起。时后邻村就医者较多，治愈了许多百姓，当时非常有名望，还有很多当地百姓自发为其立碑著传以示纪念。据说在河南省与山东省的交界处（菏泽）附近有一石碑，文人路过此处下轿，武将路过此处下马。

张培基自幼聪明过人，七岁开始读书，他一面学习医书，一面不畏艰险，手执小镐，身背药篓，穿山越岭，攀登陡崖，进山采药。他走遍附近的名山大川，还经常到太行山一代采药。他采药回来,亲自将药进行晾晒、加工。苦、辛、酸、甘、咸,究竟是哪种滋味;寒热敛泻,究竟对人体发生何等作用,他都要亲自品尝。他一心一意要用自己的精湛医术为穷苦百姓服务,凡是没有钱看病的人,他不但不收诊费、药费,还腾出房子给远道来的患者住,并亲自熬药给患者喝,不论三更半夜,还是狂风暴雨,只要有人请他看病,他从不推辞,一定立刻赶去救治。他对医术精益求精,而且在医疗实践中不断创新,发现了一些新的疾病,创造出一些新的治疗方法。

有的患者晚上睡觉前好好的,清早起床突然耳聋、耳鸣、耳闷、头晕目眩,有的突然什么也听不到了,感到奇怪,便找张培基诊治。他发现,患这种病的大都是穷苦人家,穷苦百姓劳苦终日,得不到温饱,更缺乏营养食品。他想到医书中有"肾开窍与耳"的说法,又想到太行山区的飞禽、山羊、野猪很多,便让患者吃动物的肾脏和肝脏,患者吃上一段时间,便慢慢地好转了。同时,在当地有几家富人找他看病,他看到患者面色发黑、下身肿胀、浑身没劲,他诊断为肾病。他想:"为啥穷人得的是耳病,富人得的是肾病,这很可能也和饮食有关系。"他比较了穷人和富人的饮食,富人多吃精米白面、鱼虾蛋肉,而穷人多吃五谷杂粮,粗粮内夹杂着不少米糠麸子,精米白面把这类东西全去掉了。他认为:病很可能是缺少米糠和麸子这些物质引起的。于是他试着用米糠和麦麸来治疗肾病,果然很灵验,不到半年,周围几家富人的病都治好了。后来,他还发现用桃仁、红花、牛黄、麝香等几味中药能治好耳病,他试治了很多患者,结果都治好了(图4-3～图4-5)。

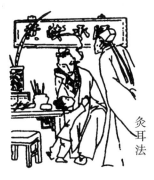
图4-3　灸耳法

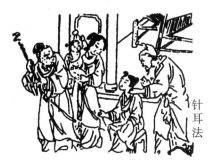
图4-4　针耳法

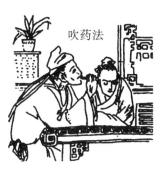
图4-5　吹耳法

二、第十二世传承人张文广

清代乾隆年间山东、河南等地灾害频发,各种瘟疫也四处蔓延,百姓流离失所四处逃亡,路边留下了无数具被病魔和饥寒夺去生命的尸体,四处都能听到灾民因病痛和饥饿痛苦地呻吟声。当时张家第十二世传承人张文广(张德江的太祖),看着这一幕幕人间惨景痛在心里。他亲自进山采药,有一次,回来的路上饥饿劳累过度,晕倒在半山坡上,醒来时发现在一座寺院里,原来是被一个偶然路过的和尚搭救。和尚看到他的药等,问清了缘由,原来这位和尚是一位世外高人,也是一位郎中,并且医术高超,会治疗各种疑难杂病,其中就包括瘟疫,和尚说道:先生如此厚道,真是令人敬佩,我就把这些治疗药方传授于你,让你济世救人,佛度众生,为人间多做善事。他感到此事很奇妙,回家后就一一验证药方,效果都奇好。拿出了家里微薄的一点粮食熬粥济民,并搭棚摆案免费为灾民看病,挽救了很多灾民百姓,因患者太多,一次连着三天四夜没有休息,最后累晕在地,后当地府衙为表彰本人,让他跨马游街三日以颂功德。他想,天下多有一些郎中,多有一些草药,那么瘟疫便不会死那么多人了。

有一天,有一个老猎人患腰腿疼来就诊,发病时疼痛难忍,多方治疗没效果,自己又没钱看病,发怒地说,后半辈子不知怎样维持生活,请求给他治疗。张文广不但没收他诊费、药费,还腾出房子给他住,并亲自熬药给他喝,每天吃药扎针,连续治疗十几天病情不见好转。这位猎人认为自己得的不治之症,要告辞回山,他想这位老猎人吃的是一般的舒筋活血止痛汤药,扎针的穴位都是十二经脉的穴位,既没效果,那另寻新穴位又如何呢。但他又担心新穴会不会出什么危险,治坏了这位患者,就先在自己身上试针,然后他请这位老猎人躺在床上,手指在猎人腰上一分一寸地按试针穴,并不停地问道"这里痛不痛",这位老猎人一直回答"不痛、不痛",当他按到腰椎的一个部位上,老猎人突然大叫痛,他一面按住这个痛点,一面思索着这个部位在自己身上试针感,肯定了这不是扎针的危险区,而且针感极佳,于是就毫不犹豫地把一根针扎到了老猎人的这个部位,过了一会,这个老猎人腰腿没那么痛了。谁知第二天又在这个部位扎,又不管用了,就又用按试针法,又找到了一个疼痛点,就这样,扎了五天针,换了五个不同的部位,老猎人的腰腿痛终于痊愈了。老猎人万分高兴,回家时捂住医生的手一直说感谢的话。

过了几天,老猎人带着他自己收藏的鹿茸、虎骨、麝香拿来想要送给他,但是他拒绝了,他还说道:"治病救人是医生的本分,我怎能收这样贵重的礼物呢,使不得使不得。"老猎人过意不去,就把这些东西塞进了药箱里,让他怎样都要收下,以便治病救人。他感到盛情难却,就收下了药物,但是必须按市场价付给老猎人银子,不然不收,还赠给老猎人干粮和水,送老猎人回家。

张氏传承乾隆年间和嘉庆年间医书见图4-6、图4-7。

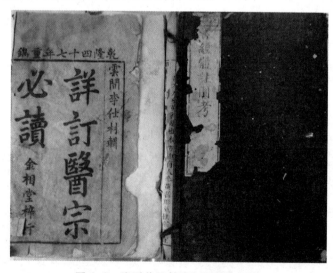

图4-6 张氏传承乾隆年间的老医书

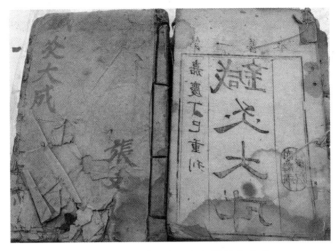

图4-7　张氏传承嘉庆年间的针灸大成

三、第十四世传承人张修桐

清道光年间第十四世传承人张修桐（张德江的天祖），随父学医，悬壶济世，医德高尚、医术高明，在百姓中威望极高，当时在辉县百泉开设百忍堂中医馆和三间中药行商铺，辉县百泉是全国著名的中药材集散地，形成了每年四月份以中药材交易为主的全国最大药材交流大会，在会期间批发零售中药材，全国各地的药商和医药界人士及江湖艺人，包括马戏团、杂技团、变戏法的、打把式的、算卦相面的、看病卖药的等做各种买卖的，五花八门都来百泉参加药材交易大会。他结交了许多药商和医药界艺人，治愈了许多疑难杂病，每天晚上都收集单方、验方，总结病例和经验，都详细地记录在手册上，给我们张氏后人留下了许多手抄本单方、验方及有关的老医学古书。

他在医疗实践中不断努力收集民间验方、秘方、总结了前人的经验及医学理论采集药物分析药性等针灸内容，特别是源流各异的方剂、方药，显示出他的博极医源和精湛的医技。他在中医针灸及药物研究方面，倾注了大量的心血，从药物的采集、炮制到药性的认知，从方药的组成配伍到临床治疗，并结合自己多年的临床心得，积累了很多宝贵经验，撰写的《耳部按摩养生保健法》和《民间经验秘方大全》同时总结了前始祖遗留的中医中药针灸治疗耳病的方法，经他多年的修改结合他自己多年的经验，形成了张氏中医中药针灸治疗耳病比较完善的一套体系，撰写了《张氏中医针灸易经学》和《张氏耳病针灸心法》。治法具有新的系统性、突破性。不论在当时还是现在，都是值得学习和提倡的。当时在治疗、食疗、养生、养老方面也做出了巨大的贡献。他广泛收集单方、验方和药物的使用知识，在针灸和药物的研究方面，给我们留下了宝贵的财富。他累积了前人的经验研究创新，找到治疗耳病非常有效的特色方法。他立下规矩，无德不从医，只能单传，口传心授，传内不传外，传男不传女，传子不传婿，并且要求三岁以上的男丁都必须在自己身上练习针灸手法，对没有耐心学的后人，做到宁可失传、绝不轻传，以免影响声誉。针灸治疗耳病特色方法，更不传外，包括入室弟子也不传授，避免流传于外，只能凭张氏的后人，口口相传。由于他医术高超，每天来看病的患者众多，经常忙到半夜才睡觉，就算到了除夕夜，他仍在为患者忙碌，他治疗好的患者大多是在其他地方没有治疗好的患者，在他的治疗下一个又一个的患者好起来，他都会非常开心。

有一天晚上已经很晚了，刚看完医书想要休息时，发现从门缝里突然钻进一只小白猫，窝在一旁椅子上，看上去无精打采，又发现小白猫眼睛流着泪水，眼屎很多，腿部受伤，耳部流着脓血水，他便给小白猫清洗伤口，敷上了外用的药，又给它灌了内服的药，连续治疗几次，白猫痊愈后昂头"喵喵"叫了两声，摇摇尾巴就跑走了。从此以后他治一个患者好一个，真是太神奇了。

有一位先天性聋哑病患者，从小无听力，也不会说话，父母为了给孩子治病找了无数的郎中，可孩子最终还是没治好。他父母听说张修桐医术高超，走了20多公里的路，专程来找张修桐给孩子看看，张修桐诊断后连扎数针，那聋哑人当时就听见了，能开口说话，张修桐让他叫爸，他叫爸，让他叫妈，他叫妈，把这位聋哑人的爸妈感动地跪在张修桐的面前，又是作揖又是磕头，流着眼泪说："你真是神医，你真是神医呀！"

有一位头痛患者，头痛得死去活来，张修桐拿出一点非常像白砂糖一样的中药（樟脑）点燃后又吹灭，让患者吸冒出的烟，连续吸了三口，头痛马上就好了。

还有一位嗓子里经常有异物感的患者，吃东西嗓子不舒服，有时水都喝不下，非常痛苦，张修桐把皂角粉、麝香和公丁香研成细末，吸进患者的鼻子里，那患者一阵打喷嚏，又是呕吐，一会工夫，张修桐说："咽一咽感觉如何？"这患者高兴地说："没有了，好了好了。"书中记载皂角粉、麝香和公丁香活血开窍消肿散结，能去顽痰。

有一位腰腿痛患者，痛得腰都直不起，两个人搀扶过来的，张修桐在这位患者手上扎了一针，这位患者的疼痛感当时就好了。

有一位急症患者，家人抬来的时候已经不省人事，在别的地方，让她准备后事，已经没救了。就在这生命垂危的时刻，经张修桐诊断后，赶紧从厨房拿一根大葱，掰成小指那么粗，塞进患者的耳朵里，左右转了几下，又在这位患者的头上扎了几针，不一会患者就慢慢醒了过来，她丈夫看到妻子得救了，激动地双膝下跪，感谢张修桐的救命之恩。张修桐说："这种病叫心厥，稍有迟缓就会致命，大葱塞进耳朵里，具有醒脑开窍作用，加上针灸百会穴、太阳穴、人中穴等通窍开闭，所以就好了。"

有一位土把子（地方小领导）带几个手下，有点不服气，想来试试张修桐的医术，张修桐一眼就看透他们的来意，张修桐说："我扎的穴位，能让他哭也能让他笑，更能让他哭笑不得。"土把子不相信，让他的手下做实验，确实第一针哭，第二针笑，第三针哭笑不得，这土把子觉得这简直太不可思议了，就亲自感受一下针灸的魅力，张修桐说："我扎你的左手你的右脚跳，我扎你的右手你的左脚跳。"土把子说："那是不可能的。"张修桐说："不信咱就试试。"张修桐让他体验了中医针灸的神奇，张修桐在这位土把子的左手上扎了一针，这位土把子的右脚不停跳动，这位土把子彻底相信了张修桐的医术："好好好，真神奇啊，你的医术真是佩服，你让我心服口服。"这让不少在现场的患者都连声称赞。由于张修桐医术精湛，名望越来越大，每天一大早门口有好多人在排队，等待张修桐看病。也有许多经张修桐治好的患者，送牌匾以表示感谢。没过几年，张修桐的医馆内的牌匾多得都放不下了，只好放到了后院仓库内。

有一天他采药回到半山坡,看到一个小牧童正在拿树枝抽打一条小黑蛇,小蛇已经出血受伤,血水溅得满地皆是,眼看就要丧命,他十分心痛,上前劝阻,说这小蛇是我自己养的,不要打。这个小牧童歪着脑袋问:"你是怎么养的,吃的什么?"他说:"我刚让它吃了小鸟蛋,一没注意就从箱里跑出来。"边说边从身上掏出一枚银元给了这小牧童。说来也真巧,话音刚落,这小蛇就从嘴里吐出一枚鸟蛋,他急忙打开药箱给小蛇敷上药,就用自己的衣服把小蛇包好放进箱里,走到后山放生了。

1840 年鸦片战争后帝国主义入侵中国,加之当时的统治者极力歧视和消灭中医,针灸更加受到了摧残。尽管如此,由于针灸治病深得人心,在民间广为流传。张修桐在业余时间,挑着药箱,擅长手拿医铃走村串巷赶庙会,他随着各地的生活习俗来变化治疗范围,为百姓免费诊治百病。医铃又名叫"虎撑",一是古代医生行医看病的一种标志,二是因为孙思邈用医铃挽救了老虎的生命,而没有被老虎吃掉,反而老虎成了孙思邈的坐骑,因此郎中们便把它作为保护自己的护身符了。铃医医术,作为我国医学史上重要的一页,在古代有着举足轻重的地位。东汉末年时期华佗、春秋战国时期扁鹊、唐朝孙思邈、宋朝铃医李次口,世代相沿,明朝李时珍和他的父亲李言闻等名医都是铃医。至于铃医的药方,在清代名医赵学敏和铃医赵柏云合作编辑的《串雅内外编》(1759 年)中多有记载(图4-8)。

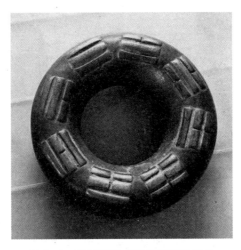

图4-8　张氏耳病疗法传承医铃图片

以下执照是道光年间张修桐 1840—1846 年在林县与他的医药界人士联合下乡赶庙会,也叫"顶乱子",摆地摊给患者诊脉看病,由林县正堂王、正堂陈颁发的有关执照(图4-9)。

道光二十七年(1847 年)遭遇大旱,饿殍遍地,民不聊生,人皆食树皮、白甘,甚至出现易子相食之悲壮,张修桐为百姓看病分文不取,并且自掏腰包救济难民。

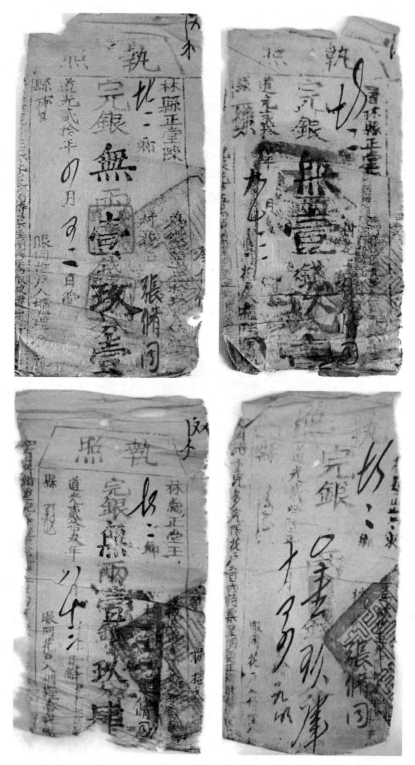

图4-9 有关执照

　　光绪三年(1877 年)连年蝗旱,粮食绝收,米麦每斗七八百文,涨到一千五百文,加上瘟疫流行,死亡的百姓十之有五,甚至还有全家伤亡,难民百姓流离失所,家禽死亡,人死过半。许多药商、药店都被迫关门,缺医少药。张修桐为百姓看病分文不取,亲自煎熬中药为百姓治病,每日都不停地抢救患者,可死亡人数却只增不减。张修桐为了救治患者,一天只能睡两三个小时,一天只吃一顿饭,甚至有时候忙一天而忘记吃饭,因为年龄的因素,每日每夜地辛苦奔波紧张,过度的操劳让他的体力透支,晕了几次,醒来之后,他再次打起精神,救治患者。更加糟糕的是,旧的疫情未扑灭,新的疫情又纷纷出现,百姓呕吐不止,他的中药行商铺里的中药材快没有了,张修桐联系他的药商和医药界人士尽快找到中药材。他看到中药材快没有了,坐立不安、心急如焚,突然想到治疗瘟疫还有个偏方,那就是黄土散,在张仲景的《金匮要略》中记载,又叫“黄龙胆”(就是灶中烤过的土,被称为黄土散,又叫黄龙胆),研磨之后可以作汤饮用,第二天一大早起,张修桐亲自带头和徒弟们及众人开始烧黄土,刚好,张修桐的药商界朋友也送来中药材,张修桐再次嘱咐药商界朋友,一定要筹备好中药材,不得延误,需要多久能控制疫情,也没有具体的时间,请你们放心药到付款,他的举动感动药商界朋友,说道:我们都是朋友,药费以后再说,咱们先救患者吧。等烧完黄土后,把中药材熬成了汤,让徒弟们把熬好的中药和黄土散分发给百姓,让他们服下,有病的治病,没病的预防,百姓们看着一碗脏兮兮的泥巴,不禁哀声一片,现在瘟疫闹得这么厉害,还让我们喝这种烂泥巴汤,这汤能喝吗? 有些人表示宁可病倒,也不愿喝这些东西。正当张修桐束手无措时,有一人站了出来直接上前夺过手中的黄土和中药一饮而尽,众人都看呆了,请大家相信医者,我们这个时候不相信医者还能相信谁,此人不是别人,正是张修桐救治好的患者,同时,又一人拿这黄土和中药也喝来下去,说道:我也是他治疗好的患者,我相信他的医术,一个又一个地说,我也是、我也是,有他们的带头,百姓们纷纷跟着喝了起来,看着这一切,张修桐不由得眼含泪光。他开的中药方和黄土散已经被证实是有效的,他每天都煎熬中药、施舍给百姓,因为患者太多,害怕疫情相互传染,张修桐让徒弟们把中药和黄土散分发给百姓,每个家庭 10 ~20 服,让他们回家煎服,并且还分发给城乡村民,百服、千服中药,让他们用大锅煮中药,定时分发给百姓,送药到百姓家门口,百姓有拿碗的、也有拿锅、拿盆的,拿药回家全家人喝。并且吩咐如果有发热的患者回家拿针把耳尖和鼻尖点刺放血,用黄砂糖四两、生姜二两熬水热服,再用被子盖好出汗立愈。张修桐坚持施舍中药两个多月,救人无数,很快疫情得到了控制,百姓对张修桐是赞不绝口,被誉为“为民除疾、一代神医”,其神医之名广传民间。张修桐说,偏方治大病,草药遇良医,张修桐始终叮嘱弟子无论多忙都要记录好病案,收集偏方、验方传世后人。

　　有许多难民为了生存,选择逃荒,更把自己家的土地和房产都变卖了,有的难民请求张修桐买下自己家的土地和房产,张修桐无奈之举,为了给灾民解除困难,买下难民的房产和土地,并且把辉县百泉自己一手创办的百忍堂中医馆和三间中药行商铺全部变卖,拿出家里所有积蓄救济灾民百姓。也真是张修桐所说:医者,是用医术救治百姓、悬壶济世、积德行善,不为钱财,只为学以致用,主要是讲良心、发善心,只要拥有一颗无私奉献的心,把患者当亲人,设身处地地为患者着想,就能很好地做到不愧对“医者”之称。

　　以下是 1864—1882 年买下难民的房子和买土地的契约(图 4-10)。

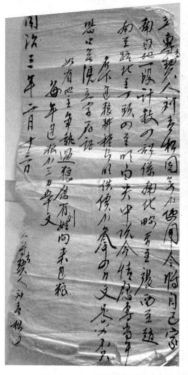
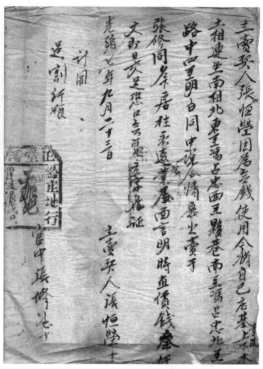
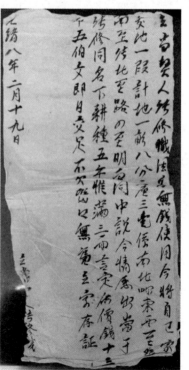

图4-10 房子、土地契约

张氏先祖为了把祖国医学文化和张氏耳病疗法发扬光大,世世代代的先祖耗心血收集民间单方、验方以及薪火相传总结出来的一些临床经典绝技,从临床实践反复验证过的方法,传承下来的手抄本药方,所以使用价值很高,更是中医瑰宝中的精华(图4-11、图4-12)。

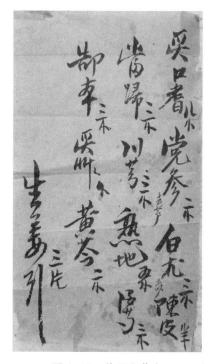 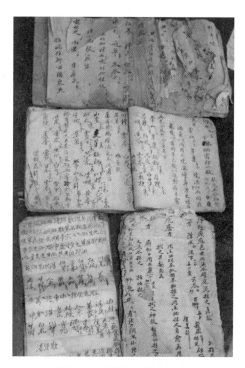

图4-11　传承老药方　　　　　　　　图4-12　传承手抄本秘方

四、第十五世传承人张恒双

清同治年间第十五世传承人张恒双(张德江的高祖父),出生于中医针灸世家,挑着药箱随父看病学医,后拜五台山一名白眉老道学艺,白天学医,夜间习武,行医济世,随后在自家百忍堂医馆诊脉看病,光绪三年(1877年)连年蝗旱,粮田无收,米麦每斗七八百文,涨到一千五百文,加上瘟疫流行,人死过半,为百姓看病分文不收,救治了无数的黎民百姓,自掏腰包救济难民。

晚上出诊回家的路上,几次都被土匪打劫,十几个土匪也不是他的对手,不打不相识,了解了才知道,原来有好几个土匪的家人都给他们治好过病,而且还都没有收过他们的钱,那些土匪也听过张神医的名号,医术精湛,药到病除,救死扶伤,他们感激不尽,说以后再也不敢打劫你了。

以下执照是同治年间和光绪年间张恒双1871年、1873年和光绪1890年、1891年在林县赶庙会,摆摊给病人诊脉看病,由林州颁发的有关执照(图4-13)。

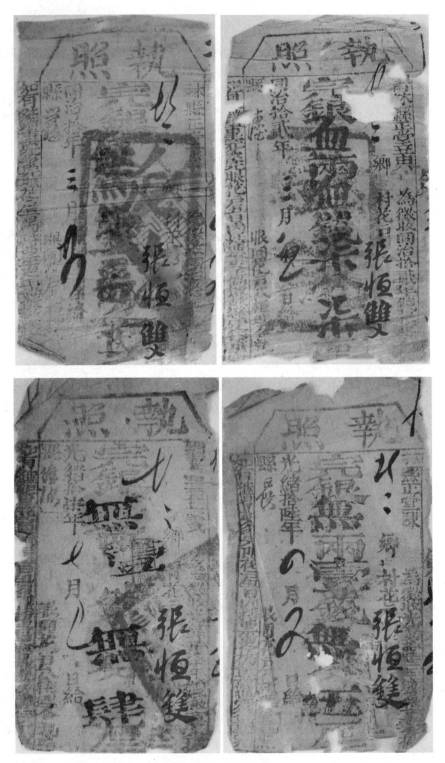

图4-13　有关执照

当时张恒双在辉县百泉坐诊看病时期，史县长患耳聋、耳鸣多年，久治不愈，便是他治愈的。当时卫辉府的一位王爷患上非常严重的耳疾，多方治疗无效，也是他治愈的。这位王爷的母亲，患关节肿大，僵硬变形，疼痛难忍，无法行走（现代医学称骨质增生），也是他治愈的。有一位中耳炎患者，流脓多年，多方治疗，效果不好，他让患者回去用猪苦胆加黑矾滴了几次就痊愈了。还有一位耳鸣、脑鸣、失眠患者，多方治疗无效，就让他回家按摩头顶的百会穴、耳后的翳风穴、两手心的劳宫穴、少腹部的丹田穴、脚底的涌泉穴，按摩一段时间后病情痊愈，患者非常感激。还有一位脚痛的患者，疼痛难忍，走路不便，让他用鸡粪糊了几天，就痊愈了。还有一位妇女，月经不调，经常痛经，少腹部有瘀血块，让他用艾灸了几次，就痊愈了。有位官员结婚六年，一直没有孩子，到处求医，毫无起色，也是他用精湛的医术给夫妻俩精心治疗，当月他夫人就怀孕了。

有一位年青的妇女，产后一身的毛病，耳鸣、耳堵、全身疼痛、头昏脑涨、心慌气短、失眠多梦、无精神，跑了许多地方，找了无数的名医，吃了不少的偏方草药，可是病没有治愈，非常痛苦，生不如死，多次想自杀。患者的家人听说张恒双医术高超，抱着试试的心来看病，张大夫看到这位患者面色苍白，气血两虚，产后受风寒所致，诊断后，开了三服中药，让患者拿回家煎服，这位患者说，自己吃了太多的药，现在什么药都不能吃，看见药就吐，包括药膏、药粉、药丸、药汤一看见这些东西就产生恐惧，一服就吐，张大夫说，给你扎几针，那患者摇头说不要，我针灸多次，真的很怕。张大夫说，那好办，我给你说个单方不需要吃药，回家炖上一只老母鸡，喝汤吃肉，两次就好了，我给你拿几种炖鸡的调料，也不给你要钱，一只鸡一副调料，这位患者瞬时就有了精气神，感动说：好好，今天回去就让他给我炖鸡吃。说话也有精神了，晚上休息也好了，吃了两只鸡病都痊愈了，她亲自来送匾额表示感谢。张大夫说，病在身上吃药或针灸治，病在心上就要心理治疗，病有千万种，治病也有千万种，能治身上的病也能治心上的病，你的心态好了，一切都好治疗，我给你开的是几种中药，又能做炖鸡的调料，又能治疗你的病，因为你对药产生了恐惧，所以给你换了个形态，你的病就好了，耳堵源自心堵。母鸡炖汤营养丰富，在鸡汤中加入滋补的中药人参、当归、黄芪、山药、枸杞子等，不仅味道鲜美，香浓好喝，而且能滋补气血、补脾益肺、生津、安神益智的功效，还具有较好的温阳、散寒、除湿的功效，也能治疗身体虚弱，所以你的病就痊愈了。这位患者高兴地说，你真是一位好大夫，不仅医人更会医心。

张恒双确实是一位仁心善德，善良仁慈，备受推崇的好大夫。不仅治疗耳病效果好，治疗疑难病方面也很有造诣。天有不测风云，人有旦夕祸福。日寇侵华期间，为削弱我中华斗志，用鸦片烟土侵蚀我华人，张恒双染上了吸大烟，把二儿子张庆旺以5斤小米的价格卖给山西省陵川县榆树湾村张有才（张有才和张恒双是拜把兄弟，也是中医世家），张恒双为了自己吸大烟，把他父亲救济难民买下的土地和房子都变卖了，老婆带着女儿改嫁了，嫁到辉县胡桥乡太平庄村，妻离子散，家破人亡。后来他痛定思痛，烧毁小日本的大烟土，并离开家乡走上了抗日救国之路。

五、第十六世传承人张庆奎、张庆旺

(一)张庆奎

清光绪年间第十六世传承人张庆奎(张德江的曾祖父),1901 年,出生于中医针灸世家,自幼随父学习中医针灸、点穴、耳科、内科、妇科、外科、骨科。七岁入私塾读书,他牢记母亲教导他的话,为母不求你做官,只要你有志气。他把母亲讲的那些话铭记在心,勤奋学习,日夜苦读,强记博览。功夫不负有心人,十五岁读完中医针灸学说和经络学说,因为他父亲的缘故,他又奋发习武,决心烧毁小日本的大烟土,赶走日本人,为此他投奔五台山一名高僧学艺,历经许多磨难,时常忍饥挨饿,但却没为此而灰心,他白天学医,夜间习武,最终文武双全,擅长中医中药针灸治聋哑耳病,23 岁独立行医。在战争期间,因火器发射等突然性的爆炸巨响,导致很多人爆震性耳鸣、耳聋、耳闷、耳痛、耳膜充血、耳膜穿孔、耳膜破裂等,严重者出现眩晕、失眠、休克、昏迷等症状。他便配合自制药方结合针灸、拔火罐、放血等多法治疗,标本同治,挽救了许多患者的耳疾。

军阀时期人人逃往他乡,张庆奎以打拳卖艺为生,他与其父亲张恒双在北京天桥坐诊看病,为国民党华北最高行政长官傅作义医好了耳疾,后来跟随部队看病疗伤,还成为部队的一位武教官,先后跟随部队转到过石家庄、天津、内蒙古、甘肃省、宁夏、陕西省、西安、山西省(大同、运城、长治、晋城)、太行山一代行医看病,治愈了无数官员和士兵,也杀死了许多鬼子,还挽救了很多的灾民和百姓的生命。

当时山西省运城有一家姓马的财主,家财万贯,三代单传,有两女一男,不幸的是男孩先天性耳聋(聋哑),十几年从没说过一句话,多方求医治疗无效。经张庆奎采用针灸吃药治疗一段时间后,奇迹出现了,男孩能听见声音,还能开口说话了,马财主惊喜得不知怎样叫好,便拿出五百大洋赐于他,可他婉言谢绝了,分文未收。马财主不光敬重他的人品,还十分欣赏他的才华,便说,先生医术如此高超,仁慈善良、令人佩服,你是我们家的救命恩人,我也不知如何感激才好,不如我做主,就把大女儿许配于你吧,以表感恩之情。其大女儿当时也是爱国抗日的一员,经常发动群众宣传抗日政策。两人都是爱国人士,情投意合,不久俩人就结婚了。婚后在运城开设百忍堂医馆"专治耳病",他恨大烟,想起大烟就来气,更不希望大烟在害人,并亲自带人砸了几家大烟馆,烧毁了老外的几箱鸦片、也消灭了许多鬼子。马员外说:"你是这个城市的大英雄,只有功没有过,你做得非常对,如果我年轻二十岁,我也会砸烟馆,烧大烟,杀几个鬼子解解恨。你还是暂时出去避避风头,等风声过后再回来。"马员外赠送他两匹宝马、一箱银元、一箱珠宝、两把手枪,让他带着妻子去晋城陵川县找他二弟。

在途中山崖的路边,发现有十几个日军,其中一个日军背着一部电台,身边还有两个伪军在观察地形,嘴里还说着什么。他看见就来气,便三下五除二地把几个日军干掉了。背电台的日军见状,拔腿就往山崖上跑去,张庆奎哪肯罢休,一个箭步抓住日军的一条腿,使劲一拉说了声"下来吧",随着扑通一声,那日军就被拖倒,滚了下来。又飞起一脚把日军和电台一起踢下了山崖下,但他还怕日军不死,便又搬起大石头砸了几下,直到下面没有动静,他们转身离开,高兴地哼着小曲儿继续赶路。

1929年张庆奎在山西晋城陵川县榆树湾村找到二弟张庆旺,给买主张有才一百块现大洋,把他二弟张庆旺赎回。张庆奎带着妻子,金银首饰、珠宝、银元,和张庆旺骑着两匹宝马,手拿两把手枪,回到辉县后凡城找到他舅舅(李天喜、李天成、李天顺),也消灭了许多鬼子和伪军,自掏腰包救济难民,为群众做了许多好事,买了房子,买了一亩八分坟墓地,又让他二弟张庆旺成了家,过着平淡幸福的小日子,还经常挑着药箱下乡赶会摆地摊看病,给群众免费针灸治病。可是,好景不长,兄弟俩被狗汉奸亲自带队,按私通八路被抓,房产也被烧了,用绳子捆在两棵大树上,兄弟俩被打得浑身是血,昏死过几次,两天没有吃饭,第三天午时三刻准备行刑,就在这生命危急的瞬间,兄弟俩被共产党地下党救出。随后兄弟俩骑着两匹宝马,带着家眷回山西晋城看病卖药和修理眼镜,其间结识了江湖高人共产党(秘密地下党)。表面上是看病卖药和修理眼镜,暗地里帮八路军查探消息,成为八路军的一双明亮的眼睛,消灭了不少鬼子和伪军。以下是中华民国时期,1930—1935年,张庆奎下乡村赶会给患者看病时,由河南省官方颁发的契税和执照(图4-14)。

1936年9月的一天傍晚,张庆奎看病结束后,挑着药箱刚离开不远,听到两个日本鬼子在谈话,突然听到一个重要的情报,日军已经摸清游击队所在地,准备今夜十一点对其实施“扫荡”计划。张庆奎跑了10多公里的路,赶紧将情报送到游击队驻地,告诉他们赶紧转移,在这紧要的时刻,游击队立刻进行了紧急的转移,大批日本鬼子扑空。游击队队长十分感激,邀请并欢迎他加入游击队。在此期间,他被分配了任务,成了队伍里的一名优秀代表。

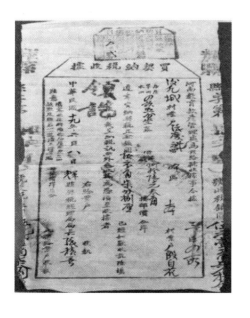
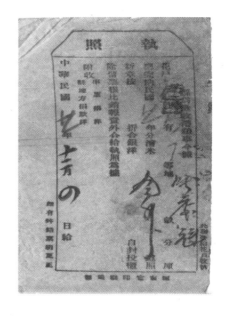

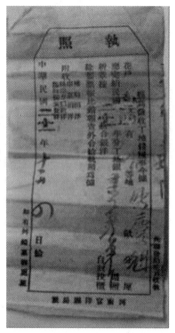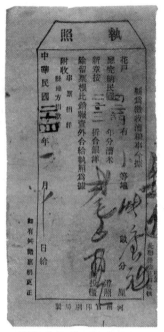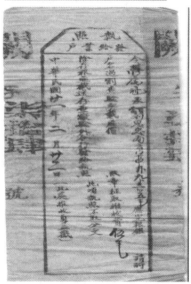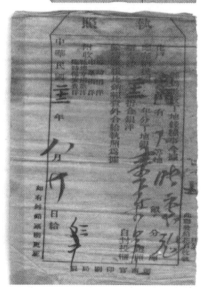

图4-14　1930—1935年河南省官方颁发的执照

1937年5月国家为张庆奎颁发了医师认许证,12月张庆奎参加了山西省牺牲救国同盟会。1938年5月,他正式加入中国共产党,成为一名光荣的八路军战士。他支持八路军抗战,将岳父陪送的黄金白银和珠宝首饰变卖,将钱财一部分捐给了八路军,用作抗日经费,另一部分全部分与难民,救济当地的群众。1939年10月,他担任山西省独立决死队指导员,引导大批青年走向革命道路,经常普及耳病健康及预防措施,现场演示并用针灸治病,并且多次举办游击队培训班,培养出许多优秀人才,发动群众捐款捐物,当时由一二九师、三八六旅部分精英干部组成的独立决死队,电视剧《爱国者》可能不少人都看过,剧中双枪英雄颜红光的原型就是张庆奎,师长刘伯承,副师长徐向前。1940年朱德总司令与国民党第一战区司令卫立煌进行谈判时,在陵川县的护卫工作由其负责。1940年国家为他颁发了医师证书(图4-15～图4-17)。

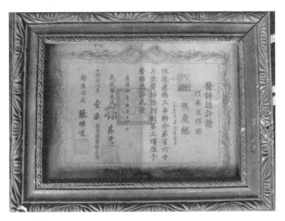

图4-15 1937年5月国家颁发的医师认许证

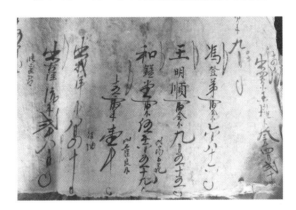

图4-16 群众捐款捐物记账本

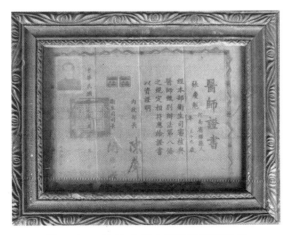

图4-17 1940年国家颁发的医师证书

1941 年日军铁蹄踏进了晋城境内，到处杀人放火，制造了一系列惨案。日本鬼子太坏了，端着明晃晃的刺刀到处抢东西，还爬到屋顶上搜寻年轻女性，村里的媳妇、大姑娘都吓得整天往脸上抹锅灰。在村头有一片麦场的大石头处，老百姓亲眼见到同村的一叔父被日本人用刺刀挑了脖子，鲜红的血液喷了很高。老百姓一听到日本鬼子来了，就吓得拖家带口往山里跑，夜里就在山谷里睡觉，经常能听到狼、皮子（"狐狸"的方言）等野兽的叫声，饿得不行了就吃树皮、草根，等日军撤离了，他们从山上撤回家之后，家里的锅碗瓢盆全部被翻个底朝上，一粒粮食也没留下；有的人家锁门了，鬼子便发怒一把火把房屋烧了，只剩下乌黑一片。

在敌我的交战中，不可避免地出现战士受伤，张庆奎兄弟俩便利用自己的医术，在晋城开设百忍堂医馆，医馆成了共产党的"地下医院"和"秘密联络站"。有的战士受伤严重，鲜血直流，半夜来医，在微弱的煤油灯下，做手术包扎，将煎好的药送到战士的嘴边，伤势严重的一住就是几个月，便给他们换上自己的衣服，乔装打扮，以应付骗过敌人检查，保护伤病员直到彻底地康复。

随着战争的深入，伤员人数不断增加，张庆奎（张德江的曾祖父）便在盛粮食的泥缸下面土豆窖里挖了 4 个秘密地洞，专门让八路军伤员隐蔽疗伤。据张广玉（张德江的祖父）回忆说：他在医馆门口负责站岗放哨，掩护医馆里的伤员，伤员有时一天可达 20 多名，都是他母亲一人处理伤口、换药、洗绷带、烧水做饭等悉心照顾，他与父亲曾医治八路军伤病员数百名，平安地保护王麓水、王丹墀等一批革命领导同志，与日伪军斗智斗勇，巧妙地用安抚的策略"打发"走了敌人，从而保护了地下党战士，还为前线战士们熬制我家祖辈传下来的专用膏药及中药丸，对治疗跌打损伤、颈肩腰腿疼、骨关节疾病及耳鸣、耳聋、耳闷、耳痛、耳膜充血、耳膜穿孔、耳膜破裂等都有独特疗效。为中国人民的抗日战争事业贡献自己所有的力量，之后，百忍堂医馆也被日本人砸了。

第十六世传承人张庆奎，白天挑着两个大木箱看病卖药修理眼镜，实际是观察地形，为中共地下党做工作，夜晚就想尽一切办法消灭敌人。这两个箱子是祖上传承特制的医疗专用箱，每个箱子分为三层，一个箱子，上层放的是针灸针、艾炷、火罐、检查耳朵及看病用品和消毒用品，中层是各种药丸，下层是各种药面（有内服、有外用）。另外一个箱子，上层是眼镜，中层是配件，下层是修理工具（图 4-18）。俗话说"打虎父子兵，上阵亲兄弟"。1942 年兄弟俩在行医、修眼镜之余，还在陵川县组织了一只精锐的队伍配合游击队作战，同心协力打日本人，与日本人斗智斗勇，截获日本人的枪支、粮食，摧毁日本人的粮仓，歼灭日本人二百多人，俘虏日军官兵三十余人，缴获了大量战利品，张庆奎杀死了两名日本军官。

1944 年 5 月张庆奎参加了山西省晋城市陵川县侍郎岗战斗，侍郎岗村在陵川县城北 5 公里处的平城镇杨寨村北，陵长、陵辉、陵高速公路交汇处的一个山岗上，可以一览从县城、河南、长治、高平过来的车辆人员情况，地理位置特别重要。日军占据陵川县城之后，就在县城周围修筑碉堡等防御工事。侍郎岗有两个炮楼，一个是村北狮脑山的大炮楼，一个是村南的黄沙山小炮楼，这里也是日军在县城外围驻守的最重要的军事据点之一。

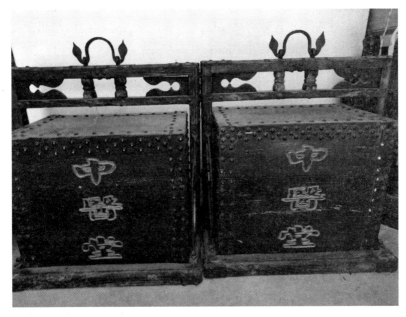

图 4-18　传承老药箱图片

(此物是张氏先祖清民时期,出诊看病挑的医疗专用箱,两个箱子各分上中下三层分别用于看诊用品、消毒用品以及药品的携带)

根据太行军区的命令,1944 年 4 月下旬揭开了围城(县城)战役的序幕。在太行第八分区司令员黄新友、政委(兼)江明、副政委宋之春的指挥下,5 月 29 日晚,太行第四、七、八军分区主力 32 团、3 团、2 团共三个团,在陵川、陵高等县地方部队及民兵配合下,总兵力共 4 000 余人,以雷霆万钧之力和迅雷不及掩耳之势,向侍郎岗两处碉堡和日伪住宿地以及周围等日伪据点,突然发起猛袭。日军猝不及防,人未就阵,弹未上膛,已乱作一片。除在碉堡阵地留置警戒日军及时应战,举火求援外,其余均溃不成军。陵川城内日伪望见举火告警,速派绥靖 13 集团第 4 团一个营和日军春山小队火速增援,急进到杨寨山后隘路时,又遭八路军伏击,大部被歼灭。战斗进行到 5 月 30 日拂晓结束。这次战斗共拔掉日碉堡 10 个,据点 16 个,歼灭日军一个小队,伪军 500 余人,缴获重机枪 3 挺,迫击炮 2 门,步枪 500 余支及大批军用物资,俘虏杨寨等 10 余个村公所的日伪人员,创造了 7∶1 的好战绩。

这次战斗是陵川抗日斗争史上最大的战斗之一。侍郎岗地区战斗的胜利,扩大了抗日根据地,鼓舞了抗日军民的胜利信心和广大群众参军参战的积极性,使日军打通陵川长治线、扩大奴役区和长期占领陵川的企图化为泡影,为围城战役揭开了序幕,在陵川抗日史上留下了光辉的一页。(当时张成礼的大叔叔就在陵川县炮楼里出生,小名炮楼、大名张广楼,可想而知,如果没有名气的话,就不可能让在炮楼内生孩子)。

1945 年 4 月陵川县解放。当时张庆奎和张庆旺兄弟俩在陵川县很有名望,深受百姓爱戴和崇拜,方圆百里求医者甚多,对穷人免诊金和药费,对军人及军属和残疾人更是不收取诊金和药费,还把治病得来的药费又捐给了当地的穷苦百姓,治愈了无数的患者,尤其是耳聋患者,被百姓称为"金耳朵老人"。张庆奎在解放运城时也做出了巨大的贡献。当时和数名德高望重的江湖艺人冒着风险多次为共产党无偿捐赠粮油和食盐,其中就有新乡市姜庄街易经学大师郭清森先生、中医王友忠先生和中医韩金山先生,新乡市文史志、新乡市卫生志有记载。

1949年,政府派刘阴桃同志(辉县后凡城刘记录的父亲)赶着马车到陵川县,接张庆奎和张庆旺兄弟俩及家人回到河南辉县后凡城,当时在刘家安居。

1950年土地改革,户口正式落到后凡城,当时政府给张庆奎家分土地、分房,并且要给他家分一套最好的二层小楼房(四合院),被他拒绝了,说他弟弟张庆旺不仅有功劳也有苦劳,而且人口比较多,就把房子分给弟弟张庆旺吧,自己修房子就行,不给政府添麻烦。之后,在群众的帮助下,修了六间草房,(张成礼的爷爷)张庆奎家三间,(张成礼的父亲)张广玉家三间。张庆奎在村上也当上领导,为百姓分忧解难,为群众做了许多好事和善事,他给乡里乡亲看病卖药和修理眼镜从不收费。

张成礼说,随着家里人口的增多,住房不够用了,就在房子的旁边搭了一间小厨房。这间小厨房,白天做饭,夜间草帘地下一铺就可以睡人,他们弟兄三人就是在这样艰苦的环境中度过了一个个春夏秋冬。一到夏天,连续下雨,这六间草房和这间小厨房就开始漏雨,床上桌上等好多地方放的全是大小锅盆、水桶。屋里都是雨水,没有一块好地方,房檐还会时不时地"扑通""扑通"掉下几块,每当这个时候他的母亲就十分难过,但又没什么办法。为了生存,他母亲到处找房让他们去邻居家睡觉,有时在家睡觉,母亲躺湿处,让他们躺干处。他们的母亲日夜担心,日夜操劳,可怜天下父母心,愿天下人都好好珍惜父母,让他们拥有一个健康长寿的身体,享受健康美好的生活吧。祝愿所有父母,老有所依、老有所养、老有所乐、老有所安、健康长寿、幸福安康。

当时家里不管多艰难,看病从不贪财,不图富贵,只为造福乡邻,为乡里乡亲看病从不收费。家庭条件好的患者病痊愈后,心里过意不去,就送来米面、红薯干、布料等物品来感谢,然后张成礼的奶奶和张成礼的母亲又把这些物品施舍给那些吃不饱穿不暖的邻居及村民。张成礼说:"自己小时候虽然居住的条件不好,但从来没有饿过肚子,但是背地里,常常被同学们嘲笑,因为不是老户籍,家户少,家庭穷,房又破。别人家住的楼房或瓦房,唯独我们家只有三间破草房,当时家庭条件很差,但是给患者看病还不收费。我曾经问过我的爷爷,人家为什么比我们富裕,咱为什么这么穷,而且为什么您给别人看病不要钱,我爷爷说,身为医者,医者父母心,就是一心为善,慈悲心怀,治病救人是天职,为人民群众解除疾苦,虽然我们家境贫寒也要遵守品德修养,遵医德,守医道,都是父老乡亲,黎民百姓,不要钱也得救治患者啊,不然良心上过不去,无情之人怎么能成为医者。我爷爷治病不但不给患者要钱,更把偏方秘方流传民间。"

许多民间偏方秘方太神奇了,这是1970年的一个夏天,也是收小麦的季节,那时候是生产队,没有收割机,没有汽车,都是人工割麦,都带有麦秆,马车运麦,一个老年人赶车,一个年轻体壮的人装麦跟车,在又高又宽的拉麦车上趴着向麦场运输,在这拐弯的河边路口,拉麦车突然翻倒,年轻人从车上摔到河底部,正好河底没有水,当场小伙子就不省人事。患者家属请我爷爷去诊治,爷爷给病人检查后,取出银针就在病人的耳朵和头上的几个穴位进行针灸,嘱咐病人的父母每天给病人按摩耳朵,拉住耳垂向下拉,两只手的力度要相同,一日2~3次,每次3~5分钟。没过几天患者和他的父母都来感谢我爷爷,高兴地说醒了烧也退了,现在都正常了。古书记载,按摩耳垂有醒脑开窍,安神定魂作用。

这是一位30多年的高血压患者,经常头晕,到处求医,常年吃药,我爷爷嘱咐患者回家后,用针把耳尖点刺出血,每次挤血数滴,一日1次。并且每日按摩耳朵2~3次,每次3~5分钟,经过一段时间后患者几乎不再头晕了,非常感激。

还有治疗顽固性失眠的方子,腰腿疼的方子,偏瘫,半身不遂的方子,等等民间偏方秘方,经验证明确实有效。

张成礼的爷爷就讲起来他岳父家陪送的"黄金白银和珠宝首饰,许多银元还有一个金碗,一个金玉佩,两匹宝马(都是无价之宝)"被他变卖了将钱财一部分捐给了八路军,作用抗日经费,另一部分全部分与难民救济当地的群众。让我们好好学习,堂堂正正做人,干干净净做事对,对患者一定要有耐心,不要贪图富贵,更不要贪财,为群众多做好事,多做善事,要做一心为民的好大夫。

行有行道,医有医道,一定要严格遵循我们家的祖训,无德不从医,收徒不收费,医者;以德为先、以品为重、大医精诚、救疾长生、悬壶济世、积德行善、严谨医道、造福百姓。心术不正不能为医,做到宁可失传、绝不轻传,以免影响声誉。

如今还保留了以前的医书及老物件,现在书的颜色已经很黄了,翻页的时候都要轻轻拿捏,有的书已经不能翻页,一碰就会碎,为了保护这些书能够传承下去,我们用相机都把他拍了下来,洗成照片记录下来,然后再把书封保起来。通过多年的临床实践,加上不断地进修学习,逐步形成了一套独有的针灸治疗耳病的方法,在该行业做到了"人无我有、人有我优",具有别人不可替代性,对行业的发展具有重大推动作用(图4-19~图4-25)。

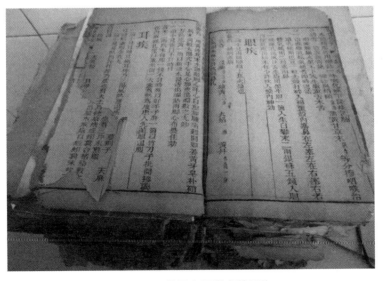

图4-19　传承老医学书籍图片

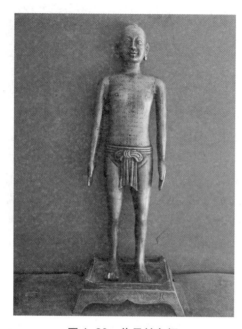

图 4-20　传承针灸铜

（张氏先祖传承下来的针灸铜人，上面详
细具体的记录了十二经络、三百六十五个穴位
的位置，为张氏耳病针灸疗法的传承与发扬提
供了宝贵的研究资料）

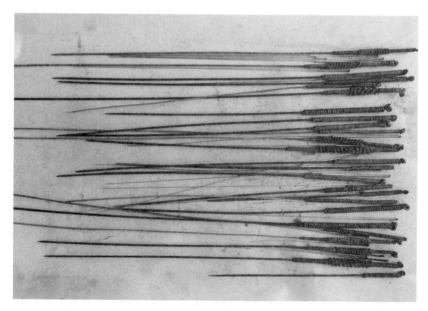

图 4-21　传承手工针灸针

（张氏先祖为了耳病患者达到有效的康复，特别制作的手工针灸针。不同的耳病患
者，采用不同的针灸针）

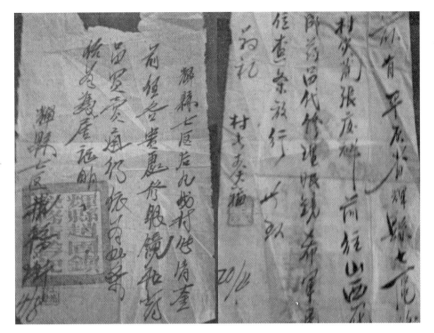

图4-22　解放初期平原省颁发的外地行医通行证

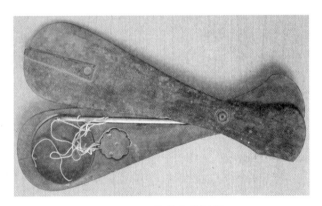

图4-23　传承老戥子秤

（此物是张氏先祖行医看病抓中药时称量中药所用的象牙戥子秤）

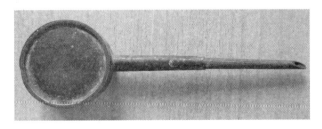

图4-24　传承老药鼓

（此物是张氏先祖行医看耳病时运用"耳内吹药法"为耳病
患者在耳朵里吹药，专用的药鼓）

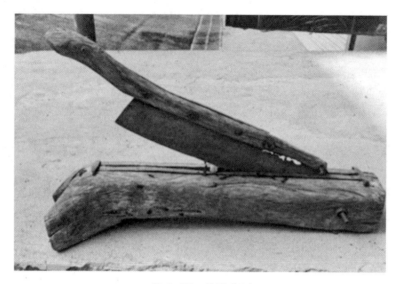

图4-25 传承药铡

(此物是张氏先祖炮制中药时"切制法"所用的铡中草药专用铡刀)

当时许多江湖艺人都是走村串巷赶庙会,叫"蘑杆""顶乱子"。古人云:春天"顶乱子"、夏天"蘑杆"、冬天"安座子"。尤其是辉县百泉药交会,每年都参加,张庆奎结交来许多医药界人士,张庆奎说:行有行规、行有行话,无论是哪行儿,首先得学会春点(江湖话),"春点"作为首谈,然后才能够吃生意饭儿。普通人称江湖艺人是"生意人",又叫吃"百家饭"的。江湖艺人最讲究的是江湖义气、道德、人品。学会"春点"跑全国各地江湖艺人都可以帮助你、保护你,并且都没有人砸你的场地。江湖艺人对江湖艺人,首先是抱拳道辛苦,称为"老合"。敝人曾听艺人老前辈说过:"能给十吊钱,不把艺来传。宁给一锭金,不给一句春。"由这两句话来证明,江湖的老合们把他们各行生意的艺人看得有泰山之重。江湖人常说,艺业不可轻传,交给人家的容易,丢得容易。江湖艺人是不能轻传于人的,更不能滥授给他人。

如卖药的这行叫作"挑汉的";新乡市建国时期火车站附近,有个中医堂膏药店,坐诊中医叫王友忠卖膏药中成药的,叫"安座子挑成汉的";新乡市姜庄街郭清森算卦相面的,叫"金点"(张广玉15岁就拜郭清森为师);新乡市杨老大卖牙痛药的,叫"挑柴吊汉的"(是张成忠的师爷);焦作任大夫卖眼药的叫"挑招汉";开封的张大夫卖咳嗽药的,叫"挑顿子汉";河北省的王大夫专卖膏药的叫"挑炉啃的";密县记大夫,针灸膏药叫"插末驼汉";安阳白铭先生针灸聋哑病的,叫"插末捻语的"(张广玉的医学师父);针灸治疗耳病的,叫"插末听子的";看妇科病的叫"红花科";卖大力丸的,叫"挑将汉的";卖仁丹的,叫"挑粒粒的";等等,这是一种古老的传承文化。

江湖春点

江湖春点是中国古老的文化之一,内涵丰富,融合了医学文化,艺术文化,生活文化,具有博大的包容精神赋予,江湖文化特有的禀赋和精神,使文化具备了人格意象和精神特质,得以在文化史上特色鲜明,独树一帜。是一种特殊的语言信号,江湖艺人彼此联系的一种特殊手段。亦称隐语、行话、市语、方语、切口、春点、黑话等,是民间社会各种集团或群体出于各自文化习俗与交际需要,而创制的一些以遁词隐义、谲譬指事为特征的隐语。在三教九流社会中,礼节;行李包袱的捆扎和放置方位;茶具、餐具的摆放;个人的行、止、坐、立姿态相互辅用,都表达主、客双方一定的心愿和意图。但这些还不够,最终仍需要隐语来彻底表达双方的意思,有深厚的历史文化,更需要传承与弘扬。

江湖营生类

江湖人——叫"老合"或"老海"

拜过师的——叫"吃搁念的"

没拜过师的——叫"海青腿"

祖传的——叫"父子腿"

说书的——叫"团柴的"

说相声的——叫"团春的"

唱大鼓的——叫"柳海轰的"

卖戏法的——叫"挑厨供的"

变戏法的——叫"彩立子"

变洋戏法——叫"色唐立子"

戏法带武功——叫"签子"

拉洋片的——叫"光子"

护院的——叫"支挂子"

保镖的——叫"拉挂子"

教徒的——叫"戳挂子"

卖武术的——叫"点挂子"

卖武带卖药的——叫"挑将汉"

卖药的——叫"挑汉的"

卖眼药的——叫"挑招汉的"

吞剑的——叫"抿青子"

卖咳嗽药的——叫"挑顿子汉的"

卖膏药的——叫"挑炉唷的"

卖药糖的——叫"挑罕子的"

卖仁丹的——叫"挑粒粒的"

卖闻药的——叫"挑薰子汉的"

卖药书的——叫"挑汉册子的"

卖刀伤药的——叫"挑青子汉的"

卖牙疼药的——叫"挑柴吊汉的"

做广告的——叫"撒幅子的"

卖特产药的——叫"挑上海宝的"

卖化食丹的——叫"挑火粒的"

唱戏卖膏药——叫"挑柳驼的"

算卦的——叫"金点的"

相面的——叫"戗盘的"

算奇门的——叫"八岔子"

点痣的——叫"戳黑的"

行骗集团——叫"雁尾子"

小偷——叫"荣码"

卖假金的——叫"挑黄啃的"

卖肥皂的——叫"挑水滚子的"

卖刀子的——叫"挑青子的"

卖胶的——叫"挑粘汉的"

修脚的——叫"撇念子的"

抽签赌博的——叫"晃条的"

使假耍赌的——叫"老月"

贩卖人口的——叫"老渣"

挣钱——叫"杆子"

分钱——叫"摽杆子"

没钱——叫"念杆"

要钱——叫"逼杆"

假的——叫"腥"

真——叫"尖"

门票卖的钱——叫"迎门杆"

观众往场内扔钱——叫"抛杆"

给顾客退钱——叫"倒杆"

生意人分钱——叫"均杆"

银钱多——叫"杵头海"

向顾客要钱——叫"托杵"

顾客多给钱——叫"疙瘩杵"

挣洋人的钱——叫"色唐杵"

花冤枉钱——叫"抛空杵"

贪钱——叫"捂杵"

拆台——叫"刨杵"

挣钱多的——叫"杵门子硬"

挣钱少的——叫"杵门子软"

挣大钱——叫"火穴"

赔钱的——叫"水穴"

内行人——叫"相家"

外行人——叫"空码子"

识时务——叫"簧点清"

见事则迷——叫"簧点不清"

起誓——叫"劈雷子"

说大价格要价格少——叫"海开减买"

本钱太多——叫"笨头海"

愿出钱的顾客——叫"正点"

看出人的身份——叫"把点"

硬拉拢顾客——叫"点"

有钱的顾客——叫"火点"

穷顾客——叫"水点"

两次以上的顾客——叫"回头点"

第一次给顾客要钱——叫"头道杵"

第二次给顾客要钱——叫"二道杵"

最后一次给顾客要钱——叫"绝后杵"。

江湖称谓类

祖父——叫"老戗"

祖母——叫"老磨头"

父亲——叫"戗"

母亲——叫"磨头"

哥哥——叫"上排琴"

弟弟——叫"下排琴"

兄弟——叫"排琴"

男子——叫"孙食"

大姑娘——叫"海斗花"

小姑娘——叫"减斗花"

大男孩——叫"成个子"

小男孩——叫"减个子"

老太太——叫"苍果"

媳妇——叫"果食"

寡妇——叫"空心果"

荡妇——叫"嫖客子"

妓女——叫"嘴子"

妓院——叫"库果窑儿"

男仆——叫"展点"

女仆——叫"展果"

和尚——叫"治把"

道人——叫"化把"

尼姑——叫"念把'

真和尚——叫"尖治把"

假和尚——叫"里腥治把"

真道人——叫"尖局化把"

假道人——叫"里腥化把"

真尼姑——叫"尖局念把"

假尼姑——叫"里腥念把"

乞丐——叫"靠扇的"

赌徒——叫"蜜把点"

外国话——叫"色钢儿"

商人——叫"贸易点"

侦探——叫"鹰爪"

疯子——叫"丢子"

傻子——叫"念攒子"

麻子——叫"花盘"

好色者——叫"臭子"

跑的地方多——叫"腿长"

长相俊——叫"盘儿摄"

长相丑——叫"盘儿念摄"

长得美——"真是撮啃"

长得丑——叫"真是念啃"　　　好人——叫"忠祥码"

穿得阔——叫"挂洒火"　　　　坏人——叫"念作码"

穿得破——叫"挂洒水"　　　　看人——叫"把点"

门卫——叫"坎子"　　　　　　谈话——叫"要簧"

富人——叫"火码子"　　　　　年岁大——叫"太岁海了"

穷人——叫"水码子"　　　　　年岁小——叫"太岁减着"

江湖肢体类

头——叫"瓢"　　　　　　　　瞎子——叫"念招"

头发——叫"苗西"　　　　　　胳膊——叫"金刚"

牙——叫"柴"　　　　　　　　腰——叫"弯弓"

嘴——叫"瓢儿"　　　　　　　腿——叫"风湿"

耳朵——叫"听子"　　　　　　脚——叫"曲勒"

眼睛——叫"招子"　　　　　　食管——叫"顺子"

脸——叫"盘儿"　　　　　　　肠胃——叫"布袋"

胡须——叫"栅栏"　　　　　　肛门——叫"山招"

江湖常用类

生病——叫"戳啃"　　　　　　理发——叫"扫苗"

病愈——叫"抹作"　　　　　　借债——叫"展杆头"

不愈——叫"抹不作"　　　　　赌钱——叫"控銮"

死了——叫"土了"　　　　　　买酒——叫"肘山"

拔牙——叫"搬柴"　　　　　　喝酒——叫"抿山"

疼痛——叫"吊梭"　　　　　　喝醉——叫"串山"

帽子——叫"顶笼"　　　　　　烧酒——叫"火山"

大褂——叫"通天洒"　　　　　喝茶——叫"啃牙淋"

裤子——叫"登空子"　　　　　茶馆——叫"牙淋窑"

鞋子——叫"踢土儿"　　　　　吃饭——叫"安根"

袜子——叫"熏筒儿"　　　　　饭馆——叫"啃窑子"

衣裳——叫"挂洒"　　　　　　答话——叫"答钢"

酒——叫"山"　　　　　　　　挨饿——叫"念啃"

茶——叫"牙淋"　　　　　　　拉屎——叫"抛山"

水——叫"龙宫"　　　　　　　香烟——叫"草山"

肉——叫"错子"　　　　　　　鸦片——叫"控海"

房——叫"塌笼"　　　　　　　碗——叫"叉子"

店——叫"窑"　　　　　　　　筷——叫"顺子"

话——叫"钢口"

桥——叫"悬梁子"

字——叫"朵"

笔——叫"戳"

刀——叫"青子"

枪——叫"喷子"

塔——叫"土堆子"

药——叫"汉"

马——叫"风子"

牛——叫"岔子"

驴——叫"金扶柳"

虎——叫"海嘴子"

蛇——叫"土条子"

兔——叫"月宫嘴子"

龙——叫"海条子"

乌龟——叫"悬点"

长矛——叫"花条子"

钟表——叫"转子"

大道——叫"梁子"

凳子——叫"乍角子"

石头——叫"山根"

砖头——叫"方子"

广告——叫"幌幌"

保证——叫"神仙口"

流动性——叫"跑马穴"

座摊位——叫"安座子"

取缔——叫"卯喽"

做亏心事——叫"伤攒子"

翻脸——叫"鼓了盘儿"

丢脸——叫"抹盘"

上当——叫"受腥了"

醒悟——叫"醒攒儿"

刻板书——叫"墨刻儿"

叫人害怕——叫"顶了瓜"

叫人佩服——叫"响儿"

打官司——叫"朝翅子"

乡下人——叫"科郎码"

做官的——叫"把子"

做大官的——叫"海把子"

做村官的——叫"土把子"

当兵的——叫"海冷"

派出所——叫"老派"

住监狱——叫"蹲闷子"

外国人——叫"色唐点"

江湖动作类

笑——叫"咧瓢儿"

哭——叫"抛苏"

打——叫"鞭"

骂——叫"钻钢"

杀——叫"青"

买——叫"肘"

卖——叫"挑"

唱——叫"柳"

偷——叫"荣"

车——叫"轮子"

走——叫"扯"

好——叫"派头"

骑马——叫"跨着风子"

驹驴——叫"逼金扶柳"

挨揍——叫"折鞭"

狠揍——叫"秋鞭"

训练——叫"夹磨"

敲诈——叫"挖"

写字——叫"戳朵"

恼恨——叫"吾攻"

见面——叫"碰盘"

逃跑——叫"扯活"

放火——叫"窜轰子"

汽车——叫"汽轮"

火车——叫"大轮"

叩头——叫"叩瓢"

结拜——叫"拜把"   赶庙会——叫"顶乱子"

拉关系——叫"拉托"   走村串巷——叫"蘑杆"

敲诈人——叫"挖点儿"   围一圈人——叫"圆粘子"

讨人嫌——叫"郎不正"   买一送一——叫"包口"

江湖数字类

一——叫"柳"   六——叫"申"

二——叫"月"   七——叫"行"

三——叫"汪"   八——叫"掌"

四——叫"载"   九——叫"爱"

五——叫"中"   十——叫"句"

江湖天时方向类

天——叫"顶"   东——叫"倒"

地——叫"躺"   南——叫"阳"

白天——叫"青天"   西——叫"切"

黑夜——叫"浑天"   北——叫"密"

阴天——叫"脑棚"   东方——叫"倒捻"

刮风——叫"摆丢了"   西方——叫"切捻"

下雨——叫"摆金"   南方——叫"阳捻"

下雪——叫"摆银"   北方——叫"密捻"

打雷——叫"鞭轰儿"

江湖艺人禁忌的八大块

  江湖艺人最忌讳的八大块,特别每日早起午前不准"放块"。何为放块?块亦是江湖的侃儿。快分八样,桥、塔、梦、牙、龙、虎、蛇、兔、名曰"八大块"。如果江湖艺人早起午前,无意说出以上八个字中的任意一个字,就要赔偿在场的艺人一天的经济损失,如果是外行人说出了以上一个字,叫"空码子"。"空码""放快"如放屁。

  桥——叫"悬梁子"。   塔——叫"土堆子"。

  梦——叫"黄亮子"。   牙——叫"柴"。

  龙——叫"海条子"。   虎——叫"海嘴子"。

  蛇——叫"土条子"。   兔——叫"月宫嘴子"。

（二）张庆旺

清光绪年间第十六世传承人张庆旺（张德江的曾祖父），1908 年出生于中医针灸世家，在家传中医的基础上，跟随山西省陵川县榆树湾张有才学医（原辉县赵固、北云门公社第一届老院长李振星是他的同门师弟）。

1942 年正式加入中国共产党，在陵川县组织了一只精锐的队伍配合游击队进行抗战。1944 年与八路军并肩作战抗击日本侵略者。他利用自己的一技之长为伤员疗伤治病。

1949 年回到辉县后凡城，济世救民，其间治病救人无数。1963 年腊月寒风刺骨，在一次出诊回家的路上，迎着寒风路过一小河边，发现本村村民挑着荆条筐，内有一个棉布包，得知婴儿是四六风，没有呼吸，是来扔掉的，他好奇地上前观看，是一个刚刚出生几天的小男婴，嘴唇发紫，浑身发青，伸手摸摸，全身都冰凉，但颈部还有脉象，随即拿出随身携带的银针扎了几针，拿火罐拔了一罐，当时婴儿就大哭一声，得救了。

家人听说自家孩子得救了，不知该怎么报恩，便把大女儿许配给他的二儿子张广保（张德江的二爷爷）。

六、第十七世传承人张广玉

中华人民共和国时期第十七世传承人张广玉（张德江的祖父），1934 年，出生于中医针灸世家，自幼随父从医。1944 年，毛泽东在延安召开陕甘宁边区文教大会，制定中西医团结的方针，明确提倡西医学习中医并发展中医，应用针灸治病。中华人民共和国成立后，毛泽东十分重视继承发扬祖国医学遗产，制定了中医政策，并采取了一系列措施发展中医事业，使针灸医学重获新生，并在解放军部队、地方卫生机构中广泛采用针灸治耳鸣、耳聋、聋哑，治愈了无数例耳病及聋哑人，当时张氏耳病针灸疗法也为耳病聋哑患者做出了巨大贡献，培养出无数的学生。张广玉在家传中医针灸治聋哑耳病的基础上，拜安阳市白铭老先生及人大代表郭长宝之先父郭清森老先生二位高师门下，一位是易经学，一位是医学，受到两位高师的教诲，深得真传，医易相连（峪河镇一街卫生所所长周在旗是他的同门师弟）。易经学老师郭清森先生对易经有独特研究之处。众所周知，三国有个诸葛亮，明朝有个刘伯温，民国有个郭清森，当时新乡市静泉小学面临困境（现在的姜庄街小学），郭清森自掏腰包发展新乡教育事业，为学校解除困难，为了感谢他资助办学的高尚精神，定制了一方绣金布匾，上写"买卜兴学"四个大字，由平原省省长亲自为其颁发，全校师生列队吹号打鼓送至郭清森的挂室，并燃放鞭炮，这件事震动了全城，新乡老百姓沸腾了，纷纷称赞郭清森"买卜兴学"义举可嘉。由新乡市文史志第四册记载，给后人带来极大启发。

白铭先生在安阳一带中医针灸很有名气，尤其在治疗疑难杂症方面，有独特之处，加上他为人正直善良，深受百姓爱戴。当时安阳城有一大财主，家财万贯，一年夏天突然得了一种怪病，夜晚睡前跟正常人一样，什么病都没有，第二天起床时，突然耳聋、耳鸣、耳闷，头晕呕吐，天旋地转。当地的知名医生都看遍了，也用了很多方法治疗，但都不起任何效果，束手无策，后来找到了白先生。白先生诊断其为突发性耳聋，用精湛的医术和随身携带的银针，治疗 3 天，其听力就恢复了，头晕呕吐这些症状都消失了，财主的耳朵完全治愈了。财主非常高兴,亲自登门道谢,并派人送给白先生银元和黄金,以表谢意。白先生分文未动,全部捐给了灾民和穷苦百姓,他那高尚的医风医德使人敬佩。名师出高徒,第十七世传承人张广玉,曾行于北京、天津、吉林、辽宁、黑龙江、石家庄、山西、河南等许多省市,用自己生平所学的针灸为穷人免费医治耳疾和一些常见病,并且在山西晋城开设百忍堂医馆"专治耳病"。有的患者为表示感恩之情,就祭拜与他,他收干儿、干女三百多名,收学生也有数千名,生平救人无数,被人们称为"再世华佗"(图4-26~图4-30)。

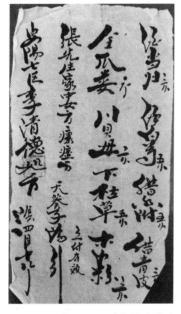 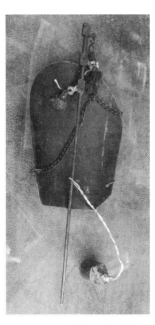

图4-26　传承民国时期的老药方　　图4-27　传承手提小秤

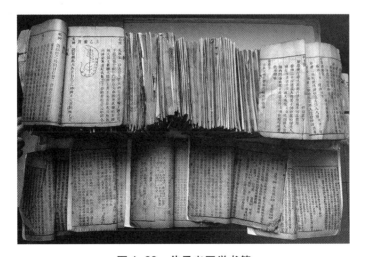

图4-28　传承老医学书籍
(张氏先祖传承下来的老医书,虽然现在书的颜色已经很黄了,但是为张氏耳病针灸疗法的传承有着突出的贡献。但由于历史条件的限制,当时没有很好保存下来,可惜失传好多)

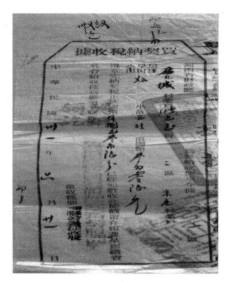

图 4-29　传承中华民国三一年的纳税收据

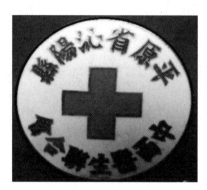

图 4-30　张氏耳病疗法传承医疗胸章

七、第十八世传承人张成忠、张成孝、张成礼

新中国成立后第十八世传承人张成忠(张德江的大伯父)1953 年出生,是新乡市牙科医师杨老大的徒孙(师傅许方金),擅长牙科。曾在北京讲课及治疗牙病,非常有名气。

第十八世传承人张成孝(张德江的二伯父),1960 年出生,拜河南省中医学院老中医徐全德为师,擅长内科(福寿堂肉桂膏)胃肠专业。

第十八世传承人张成礼(张德江的父亲),新乡市人,汉族,1962 年生,出生于中医针灸世家,是新乡市耳病专科的主治医师。自幼随祖父和父亲学习家传针灸治疗耳病绝学,从小在家庭的教育下,"背汤头歌、针灸歌、药性赋",3 岁就在自己身上练习针灸手法,8 岁时就给患者取针、扎针、拔罐,并学着诊断、看病,还在中药柜子里拿中药品尝药味,勤学苦练,12 岁就已经全面掌握了扎针、艾灸、拔罐、放血、冲耳、洗耳、吹药、用药等医术,可以独立为患者针灸治病,被当地百姓称为"小大夫"。张成礼的爷爷和张成礼的父亲都是医生,都有行医证,爷爷有民国时期颁发的医师证书,父亲有辉县卫生局颁发的乡村医生证,在十里八乡小有名气,邻村的人听说他们家看耳病治得好,一传十,十传百,特别是针灸治病,有着独特的疗效。

张成礼回忆说,他小时候有一个聋哑患者,七八岁的男孩,听不到也不会说话,男孩的父母给孩子看病,不知跑了多少冤枉路,花了多少冤枉钱,可病也没有好,经张成礼的父亲针灸治疗一段后好了,听到了声音,也会说话了。还有一个患者四五岁,长期流鼻血,面色无血色,张成礼的父亲在这位患者的脚大拇指扎针放血,又用大蒜捣成泥贴在患者的脚心,这位孩子当时就不再流鼻血了。还有许多腰腿痛患者,疼痛难忍,经过针灸治疗,许多人一次就好。也有不少的脑瘫、偏瘫、半身不遂患者都在这里针灸治疗。看到患者一个个好了,他们都非常高兴。张成礼说,他有一次不知道什么原因肚子疼痛难忍,他父亲拿起针灸针,在他腿上扎了一针,肚子马上就不痛了。还有一次,他高热得非常厉害,面部和全身都是红色的,叫发红热,随时就有生命危险,他父亲每天给他针灸治疗,几天就痊愈了,中医中药针灸的神奇和他父亲医术给他留下了深刻的影响,他怀着强烈好奇心,同时暗暗下定决心,把每个穴位记住,经常在自己身上练习针灸手法。

　　曾有一位平车拉过来的腰腿疼患者,疼痛难忍,行动困难,两个人搀扶下车,拄着拐杖,却始终不敢向前踏出一步,他父亲了解症状后,就给患者针灸,在手上扎了一针,好了,可以活动了。这位患者感觉一点疼痛都没有了,腰腿不疼了,恢复如初,高兴地说道你的针灸真是神奇呀,作揖致谢。但令人万万没想到的是,这位患者说,张大夫,都说你针灸治疗耳聋和聋哑效果最好,我想请教一下,有人说,治聋治哑,给聋人扎针,穴位扎准确能治好耳聋,穴位扎不准确能哑巴是真的吗,父亲说,这个穴位能治疗聋哑人,正常人也能扎成哑巴,只能听到声音不会说话,这位患者更想亲身体验一下,父亲说,你开什么玩笑呢,针灸是救人而不是害人,这位患者请求针灸试试,父亲说那就不需要扎针,点你一下你就不会说话了,但有一个要求,明天上午 10 点之前你必须来到这里,10 点以后还没有解开穴位,那就造成永久性哑巴了。这位患者更加坚决,父亲无奈同意他的请求,就在患者和患者的家人离开我们家的时候,父亲在患者的背部轻轻一点,说不要害怕,明天定时来就没事,患者甚至没有任何的感觉,但到第二天起床时患者就已经精神萎靡不振,嗓子彻底说不出话来,这是真真切切地感受到中医点穴的神奇效果。患者和患者的家人早早就来他家,让他父亲给患者解穴,患者说,都说咱村的几名武术高手都不是你的对手,看来这都是真的,他的针灸点穴让我心服口服。

　　曾经有一位 5 岁男孩,是老家母校王老师的二儿子,突然意识丧失,昏倒在地,全身抽搐,口吐白沫。这位患者家人急忙让他人去喊张广玉来给孩子看看,他观察了一会儿,就诊断为癫痫。孩子的家人说,这种情况出现好几次了,寻医吃药,反复加重,也不知道该怎么办。张广玉说要想解除病根,需要对心包络下针,心脏是人体至关重要的部位,想要对心包络下针,首先要把心脏避开才能下针,他探查过后说,有一种我家祖传的针灸治癫痫病特色方法可以试试,快速把孩子的上衣解开,然后他嘴里含着一大口凉水喷在孩子胸部,心脏收缩上提,抓住时机把针扎入心包络,张广玉对人体经络十分熟悉,又在脚上扎一针,孩子有惊无险地清醒过来,至今有 35 年也没有复发,现任北方汽车仪表有限公司车间主任。

　　张成礼还说,小时候他家有这两个箱子,箱子大概有 80 厘米高,60 厘米宽,因为那时自己小没有用尺子丈量过。据他爷爷说,那是祖上传承特制的医疗专用箱,他的爷爷和他的父亲都挑过那个箱子看病。新中国成立前他经常挑着那个箱子看病卖药修理眼镜,还有一个大长扁担大约有 4 米长,是红颜色的,是什么木头,说不清楚,两头各有一个大铁钩子,就像大拇指哪样粗,也是个扁扁的,是用来钩箱子的;还有许多老医书,还有一个铃圈,就像碗口那样大,张成礼的爷爷说,那是我们祖上传承下的叫医铃,医铃还有个故事,又名叫"虎撑",一是古代郎中行医看病的一种标志,二是因为孙思邈用大夫铃挽救了老虎的生命,而没有被老虎吃掉,反而老虎成了孙思邈的坐骑,因此郎中们便把它作为保护自己的护身符了。说起医铃,张成礼的爷爷就讲起"虎撑"的故事,说孙思邈为人类做了不少好事,为社会做了许多贡献,挽救了无数人的生命,被唐代皇帝称为"药王"。许许多多的医家为传承他的医术,仰慕他的医德,就代代传承他的事迹。说我们是家传中医,不能忘记孙思邈。故事一代代讲,一代代传下来,孙思邈是医学界的鼻祖,是唐代皇帝所赐的药王爷。他治病非常灵验,百姓称他为"活神仙"。

相传唐太宗贞观年间,孙思邈进山采药,突然一只猛虎从树林中蹿出,瞪着大眼张着大嘴,拦住了孙思邈的去路,孙思邈转身就往回跑,孙思邈跑得快,老虎在后面追得快,孙思邈跑得慢,老虎在后面追得慢,老虎一直紧跟着他,孙思邈回头无意发现这只老虎眼里含着泪水,口角流着鲜血,看样子这只猛虎的嘴里一定有伤,痛得难以忍受,前来求他医治的,孙思邈跑得筋疲力尽,就坐在一棵大树旁边的石头上。

孙思邈小心地等到老虎走到他跟前详细查看,原来这只老虎吃了一个老太太,老太太头上的金簪正好卡住了老虎的上下颚,老虎不能闭嘴。为了防止老虎咬伤自己,孙思邈把大夫铃放入虎口,把虎嘴撑开,伸进一只手把金簪取出,又敷上外用药,老虎仍不肯离去。孙思邈指着老虎训斥道:"你这作恶多端的家伙,被金簪刺伤乃是你自作自受,我本不愿给你医治,看你疼痛难忍,才给你医治,你现在还不快走,难道还想吃了我不成。"老虎却走到孙思邈面前卧了下来,做出让孙思邈骑乘的姿势。孙思邈看见老虎的动作后也就明白了,便问:"你是要当我的坐骑吗?如果是就把头点三下。"老虎果真点了三下头。于是,孙思邈骑在了老虎的背上。从此,孙思邈骑着老虎又开始行医和采药。从此之后医铃又名"虎撑"。还讲"孙思邈诊龙的故事""孙思邈一针救二命的故事"等很多孙思邈的事迹。

张成礼 1978 年拜北京义顺堂老中医张换亭为师,张换亭是北京一位特别有名气的针灸大师,祖籍是获嘉县大西关人,与张成礼的父亲有很深的交情。张成礼说:一日拜师,终身为父(禹州市肝病研究所所长朱建国是张成礼的同门师弟)。过去拜师都有正规的拜师仪式,要求徒弟双膝跪地头顶拜师大贴,有四梁八柱,十二位老师在场才算数(纸师、笔师、引师、荐师、保师、送师、指师、向师),否则叫无家门,"跑父子腿"的不得入内,更不能收徒。

关于拜师礼仪,也是一种传承美德。师父在正式收徒前,一般要对弟子经过严格的选拔和较长时间的考察,以决定是否择其为徒而收入本门。师徒讲的是一个缘分,可遇而不可求。因为弟子入门后,对师徒双方就都有了一份责任。五行八作多见:师择非其人而不传,弟子不正,欺师灭祖而有辱师门。传统的师徒关系仅次于父子关系,俗谚谓"生我者父母,教我者师父""投师如投胎"。建立如此重大的关系,自然需要隆重的拜师礼仪加以确认和保护。

拜师前,要先请引师、荐师、保师、送师、指师、向师、纸师、笔师等老师获准,再写拜师帖,择吉日聚举行仪式,参加者除师父和拜师者,主要是门内叩头弟子和亲友为证人。

拜师的完整程序:

大红纸写着师祖和师爷的名字各做一牌位,摆香,由师父向师祖和师爷上香、上表,行大礼,奏告师祖和师爷。吸纳弟子,该派传承有人;然后师父端坐于旁侧特设的座位上,而不是正位、正座师祖和师爷牌位并列。

1. 拜师双膝跪于师父面前,笔师介绍弟子的情况。弟子顶帖拜师,将拜师帖举过头顶,双手向师父呈上,并面对师父行三叩首礼;

2. 弟子为师父献盖碗茶,名为"改口茶",即从今以后改成为"师父"。

3.师徒互赠信物,弟子递上红包以图吉利,师父回帖并送徒弟礼物,如:红包,医书等物。

4.师父训话,赠语和加勉,宣布门规,教诲徒弟尊祖重德,勉励徒弟先做人后做事,学艺要刻苦等。

5.师父再率领新入门的弟子向祖师行跪拜、三叩首礼。

6.以拜师礼仪设宴。举行拜师仪式后,徒弟就入了师门,要遵循"一日为师,终身为父"的规矩。师父对爱徒要精心传授技艺,弟子对师父要尊敬如父并侍奉,称师父的夫人为"师母"。日常遇到师父和师父家里有什么事情需要做,弟子要主动前去;每到传统节日要带上礼品慰问师父,在心不在物。送礼则表示自己没有忘记师父的栽培之恩,这叫"报师"。弟子如果取得成绩,都要一一向师父汇报。

张成礼说他师父比他父亲严厉得多,背书背不会直接就是一大耳光,还不让吃饭,办件错事也要挨打,晚上还要下跪思过反省。老师经常说:不爱吃苦的学生就没有成功的道路,成功的背后都有一段吃苦的历史。张成礼说,虽然受了不少苦,也学到了很多东西。

首先学人情路费,教你学做人的道理,还要考验你的人品和道德,品德非常重要,如果人品不好、道德不好,是不可能教你医道的,并且会被师父逐出师门。

那年头我们也许听过这样的艺人"顺口溜"往这瞧了、往这看、我这有个公鸡蛋,又会跑、又会跳,人人看到都想要。一二三了一二三,我们开始上茅山,茅山有个茅老大,他把艺术教给俺,大艺术学了三千六,小艺术学了六千三。也有人说:过了大年初一头一天,过了初二过初三,初一、十五半个月,四十五天一月半。太阳出来照西墙,西墙东边是太阳地,西墙西面是阴凉,阴凉旁边有棵小杨树,杨树下面拴了个羊,一个羊四条腿,羊角长在羊头上,尾巴长在屁股上。还有人说:大头大,大头大,人的鼻头都向下,我说这话你不信,回去问问你大大,你大大的鼻头也向下。天上下雨地下流,小两口打架不记仇,白天吃的一锅饭,夜间枕的一个枕头,周围的人都哈哈大笑。

有一种打拳卖艺地叫"点挂子";内练一口气、外练筋骨皮、一口气练在头上,叫泰山压顶。一口气练在眼睛上,叫二龙戏珠。一口气练在耳朵上,叫双凤贯耳。一口气练在肩膀上,叫二郎担山。一口气练在手掌上,叫铁砂掌。手掌砍石头叫"劈山根"。手掌砍砖头叫"劈方子"等。

张成礼说,他父亲的几位中医界好友,其中有牙科、眼科、内科、针灸大夫等都是传承下来的医圣高手,他们都是奇人,各有特色,医书内罕见的经典绝技。过去有句古言;"授传真言,胜读十年。"

简单举几个小例子：

牙科大夫徐方金,张成礼大哥(张成忠)的师父,常言说:"牙痛不算病,痛起真要命。"有好多牙痛的患者,徐大夫拿出独家配置的药水涂抹于患者面部,几分钟后就止住牙痛了,还有患者需要拔牙,徐大夫给患者面部以及牙上涂抹药水后,让患者咳嗽几声牙齿就自己脱落了。

眼科任大夫,有个患者来时说眼睛什么都看不见两年多了,始终没治好。经任大夫诊断为气蒙眼,拿出他的药箱,给患者眼上抹了点药面,嘱咐说:"你先闭上眼不要动。"不多时任大夫让患者扬起头,他用手一翻患者的眼皮,右手用镊子将蒙夹住,慢慢地往下扯,随扯随叫患者咳嗽,将蒙取下,患者立马就能看见了。

内科大夫徐全德,是张成礼二哥(张成孝)的师父,他说:"内科不治喘,外科不治癣。"为什么说内不治喘,因为内科的"喘病"最难治。咳嗽不是一种病,咳是咳,嗽是嗽,有声无痰那是咳,有痰无声那是嗽。有声有痰,才叫咳嗽。咳嗽痰喘不一般,有风寒咳嗽,有肺热咳嗽,有肾虚咳嗽,有三焦火盛的咳嗽。脾为生痰之气,肺为出痰之源,痰分五种痰,"青、赤、黄、白、黑",青痰伤于肝,黄痰伤于脾,白痰伤于肺,赤痰伤于心,黑痰伤于肾,白痰轻,黄痰重,吐了黑痰能要命,不怕吐痰一大片,就怕痰上带血,痰痰痰命相连,得病一口气,要命一口痰。人的肺是三斤三两,五叶两肺,左肺二叶,右肺三叶,肺管有节,左通气嗓,右通食嗓,上有三百六十五个窟窿,分为二十四个节气。五叶在前,两肺在后,人在呼吸气全仗着肺的力量,如若肝经火盛,催的肺叶扎煞了,那就喘。偏方治大病,草药遇良医,"真金不怕火炼,好药不怕实验"。他把自家独配的药面,让患者鼻子一闻一吸,患者当时就不咳嗽了,有些气管炎呼吸困难的患者马上就好多了。

针灸大师周在旗,是张成礼父亲的同门师弟,常说:"中医治未病,有病早治,未病先防,养病如养虎,虎大能吃人,病大能伤身。天人合一,一年十二月,二十四节气,三百六十五天,人有十二经脉,二十四节,三百六十五个穴位,经脉好似一长江,一处不到一处伤,寒处就成病,热处就成疮。""人走的是路道,扎针是穴道""针灸是祖国的国粹,博大精深"。针有:四阴针、四阳针、八法神针、还阳九针、十二神针、十三鬼针、四大总穴针。何谓四大总穴针哪,《针灸大成》书上说的是:"肚腹三里留、腰背委中求、头顶寻列缺、面口合谷收。针针针,不差半豪分,吃上十副药,不如扎一针。扎一针胜似吃十副药,针灸拔罐,病好一半。""真头疼必死,真心疼必亡,世上没有心疼的病,想当初,曹操真头疼而死,姜维真心疼而亡。我们人得的是肚腹疼痛,有九种肚腹痛如下:一、食疼打饱嗝,二、寒疼着凉重,三、气疼两肋功,四、水疼轱辘辘,五、虫疼胃酸水,六、积疼,七、聚疼,八、症疼,九、瘕疼。"当时一位患者肚子疼痛难忍,周大夫一针扎下,就不痛了。还有许多常见病,小病当时好,大病能减轻,针灸真是太神奇了。

张成礼的父亲说,人分男女,证分阴阳,脉分表里,病分虚实,药辨温凉,治用补泻,以病制方,对症下药。中医看病讲究的是望、闻、问、切,四诊合参,望诊居于四诊之首,黄帝内经上有这么一段话,善诊者,察色按脉要先别阴阳,望而知之谓之神,一望便知阴阳病证。青色属肝脏、赤色属心脏、黄色属脾脏、白色属肺脏、黑色属肾脏,"两眉中间属于心,两额属于肺,嘴唇属脾、两眼属肝、两耳属肾。"中医说肾开窍于耳。"耳黑青或枯萎者即为肾败。肾败者则髓海不足、脑转耳鸣、胫酸眩冒、目无所见、懈怠安卧。"诊脉秘诀,寸口定位,掌后高骨是谓关,关前为阳则(寸脉),关后为阴则(尺脉),示指找寸脉、中指找关脉、无名指找尺脉,左手寸关尺脉代表五脏心肝肾,右手寸关尺脉则为肺脾命。常见脉象可分浮脉、沉脉、迟脉、细脉、数脉、洪脉、濡脉、弦脉、滑脉、涩脉、结脉、代脉。什么脉主什么病,浮沉从肉上下形,皮浮属肺心经病,筋沉属肝骨沉肾,肌肉为脾候在中,三部有力为实脉,三部无力虚脉名,三部无力而且小,似有若无微脉名,三部无力而且大,涣漫不收散脉形,三至为迟六至数,四至为缓七至疾,缓止为结数止促,动止难还代脉识,涩脉涩滞往来艰,眩脉端直细且劲,紧脉弦粗劲且弹,来盛去衰是洪脉,细脉如丝大豁然。脉有阴阳,凡脉大、浮、数、动、滑名阳;脉沉、涩、弱、弦、微名阴,凡阴病见阳脉者生,阳病见阴脉者死;阴胜则寒、阳胜则热,阳胜者阴病,阴胜者阳病。五行为木、火、土、金、水。六邪为风、寒、暑、湿、燥、火。七情为喜、怒、忧、思、悲、恐、惊,八纲为阴阳表里、虚实寒热,表实热属阳、里虚寒属阴等等。中医是辨证论治,整体观念,依据病因病机,标本兼治。

　　张成礼的父亲说,没有特别深的交情,没有经过允许不得偷看或偷听别人的艺技或医术,否则违反江湖规矩,会受到严重的处罚,这是行业大忌。我们家的绝技代代相传,只家传不外传,别人家的东西我们也不学,俗话说:"不怕千招会,但怕一招绝,艺不压身,白天不怕别人借,夜间不怕别人偷。"一定要当个好医生,为百姓造福(图4-31~图4-33)。

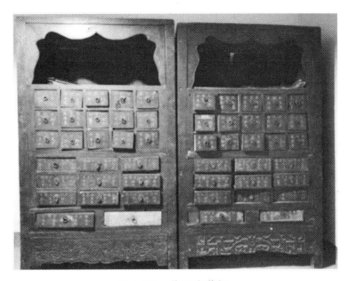

图4-31　传承中药柜

(此是张氏先祖在行医开馆时所用中药柜,由于年久,部分残缺,经修补后可窥中药柜原貌)

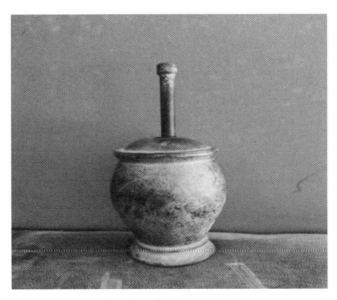

图4-32　传承纯铜捣药罐

(此物是张氏先祖行医看病捣中草药专用的实物)

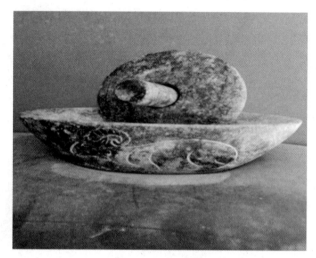

图4-33 传承药碾子
（此物是张氏先祖行医看病碾研中草药专用的实物）

张成礼的师父就不用说了,也是一流的中医针灸高手,在多位名医高人指导下,加上师父及父亲的言传身教,张成礼学了许多特色绝技,掌握了中医的精髓。为了更好地深研和传承,张成礼1987年,毕业于河南中医学院,1987—1998年任中国人民解放军八一医院及空军司令部医院耳鼻喉科耳病专业大夫,其间发表医学论文36篇,多次参加国际巡诊及国际学术会议,并多次荣获有影响力的国家级奖项。1990年在上海中医学院进修,1991年在中国中医研究院深造,1993年又攻读天津中华针灸进修学院。他擅长中医,主攻耳病,博众医家之专长,发挥祖传之绝技,总结了行之有效的治疗方案,突破了中西医无法治愈的耳聋、耳鸣、聋哑病症之先河。1994年张氏耳病秘方被中国医药科技出版社出版的《当代中医师灵验奇方真传》收藏;由全国中医学会内科顾问谢海洲教授题词,中华全国中医学会学术部韩稀主任题词。1995年参加第二届世界传统医学大会,被授予"民族医药之星"国际奖。1996年4月23日《国际经贸报》报道了张成礼是中原名医、聋哑人的救星。

1998—2005年,张成礼担任中国中医研究院特色医药合作中心编委及聋哑耳病治疗中心主任。其间荣获科技成果奖十多项,金杯四枚,专著八部,参与编撰学术专著五部。1998年《家传秘方治疗耳病及聋哑病》,由中华人民共和国新闻出版署正式批准的国家级大型权威专业学习著作。由中医古籍出版社所出版的《中华名医专家创新大典》收藏,并荣获中国医药杰出贡献、科技贡献一等奖,同时在1999年荣获国家版医论科技贡献一等奖。2000年"中药治疗聋哑耳病8 790例疗效一绝"被国家级《中华名医高新诊疗通鉴》巨典收藏,并荣获中华名医专家世纪高新金杯奖一等奖,同年又被《共和国名医专家大典》重要专著收藏,授予共和国名医专家成就贡献金奖。张成礼曾多次为国家领导人士诊脉看病,并与世界针灸联合会主席王雪苔、国际中医研讨会主席陈子富、中国中医研究理事魏明峰合影留念。2001年3月2日新乡日报头版头条以"救治耳残疾女孩徐爱霞的事迹"为题,对张成礼针灸治疗耳病疗法进行了报道。

2006 年至今张成礼开设现代化中医耳病专科。2007 年撰写了《耳病防治学》一书。2008 年撰写了《耳病新方治疗学》一书。2009 年攒写了《国医耳病宝典》一书。2010 年,张氏耳病针灸疗法被列入新乡市非物质文化遗产项目保护名录,由新乡市人民政府公布。2011 年 4 月 14 日河南省新闻频道下午 4：51 分报道了张氏耳病针灸疗法的神奇。2011 年 12 月 8 日河南省新闻频道下午 5 时报道了张氏耳病针灸疗法"爱心救助重症耳病患者莹莹的事迹"。2012 年 3 月 3 日平原晚报刊登了《学习雷锋精神,救助耳病患者》一文。2012 年 12 月,张成礼被命名为新乡市非物质文化遗产保护项目"张氏耳病针灸疗法"传承人。2013 年 3 月 3 日《平原晚报》介绍了张氏"耳病新疗法"。2014 年 6 月 26 日被誉为中国商家爱心联盟。2014 年撰写了《张氏耳病疗法大全》。2015 年 9 月,张氏耳病针灸疗法被列入河南省非物质文化遗产传统医药类代表性保护项目名录,由河南省人民政府公布。2018 年撰写了《张氏耳病疗法》。2019 年特聘为河南省薪火中医药研究院院长。2021 年 10 月,聘任新乡市老年学会医养健康专业委员会专家团顾问。2021 年 12 月,张成礼被命名为河南省非物质文化遗产保护项目"张氏耳病针灸疗法"代表性传承人。

八、第十九世传承人张东玲、张德江

(一)张东玲

第十九世传承人张东玲,1988 年生,汉族,新乡市人,出生于中医针灸世家,第十九世张氏耳病针灸疗法传承人,自幼随父学医。2005 年毕业于郑州黄河医学院。2006 年在郑州大学第一附属医院实习。2007 年在新乡耳病专科工作至今。2009 年与其父亲撰写了《国医耳病宝典》,2014 年与其父亲撰写了《耳病疗法大全》,每年不定期到石家庄、郑州、天津、北京参加《耳鼻喉研讨会》及学习交流会。2016 年取得《确有专长资格证书》。2018 年与父亲撰写了《张氏耳病疗法》一书。2019 年 4 月 25 日被河南省薪火中医药研究院特聘为院士(图 4-34 ~ 图 4-36)。

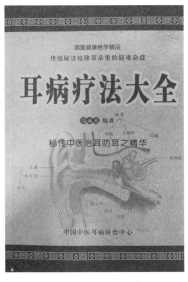

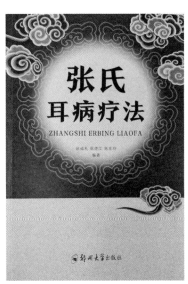

图 4-34　2014 年撰写了《耳病疗法大全》　　　图 4-35　2018 年撰写了《张氏耳病疗法》

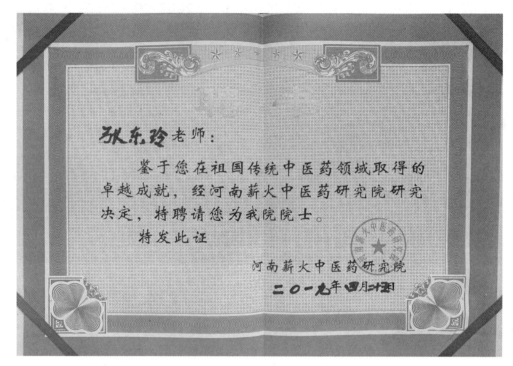

图4-36　2019 年 4 月 25 日被河南省薪火中医药研究院特聘为院士

（二）张德江

第十九世传承人张德江，1991 年生，汉族，新乡市人，出生于中医针灸世家，擅长中西医，耳鼻喉、针灸研究。自幼开始随祖父和父亲学习针灸，得到了祖父和父亲的真传，全面掌握了针灸手法，还将张氏耳病针灸疗法记录编撰成册。2016 年 7 月年毕业于辽宁中医药大学。2017 年 11 月担任红友会第七届理事，并获得"优秀医师"荣誉称号。2018 年 4 月考取国家颁发执业医师证。每年不定期参加耳鼻喉研讨会及学习交流会。2019 年 4 月 25 日被河南省薪火中医药研究院特聘为院士，2019 年参加国家医师规范化培训。通过长期悉心努力学习，不仅在耳病方面造诣颇深，而且还和其父亲张成礼将祖传的老医书结合起来，把张氏耳病针灸绝技编撰成册，撰写了《国医耳病宝典》和《张氏耳病诊治秘籍》两部专著。2022 年 7 月 30 日获取主治资格证书。目前，正在撰写《张氏耳病特色疗法》和《中国针灸特色疗法》两部专著，并完成了初稿（图4-37～图4-39）。

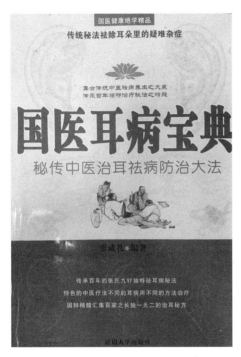

图 4-37　2009 年撰写了《国医耳病宝典》

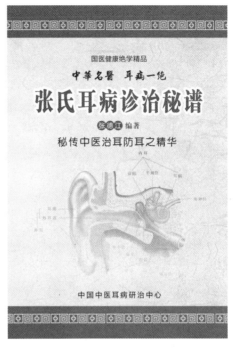

图 4-38　2016 年撰写了《张氏耳病诊治秘籍》

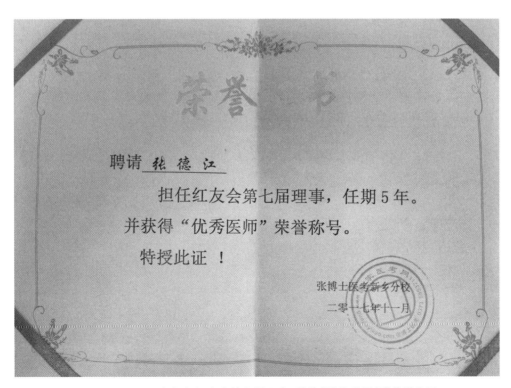

图 4-39　2017 年担任红友会第七届理事,并获得"优秀医师"荣誉称号

　　张德江小时候经常听爷爷张广玉讲关于父亲张庆奎的故事,说他的父亲不仅给人治病治得好,而且还是个大英雄。党和人民需要他献身的时候,他毫不犹豫挺身而出,再苦再累都不怕,把个人生死置之度外,以常人难以想象的胆略和睿智,打鬼子也是好样的,炸碉堡、杀日寇、除汉奸,烧小日本的粮草、大烟,就像匕首一样插入敌人的心脏,令鬼子闻风丧胆,土匪和汉奸也十分害怕他。

　　某年冬天,日伪军在山西长治的交通要塞组建了一个警察所,一面"负责"方圆百里内的治安工作,一面把这里作为一个劳工中转站,关押、审定并转运送往东北的劳工。八路军晋察冀军区三分区为了救出被关押的群众,打击敌人的嚣张气焰,决定由他父亲(张庆奎)带领武工队拔掉这颗钉子。

　　接受任务后,他的父亲先带着侦察员周跟兴化装成日本特务实地侦察。根据内线镇公所副所长王振海的透露,他父亲基本了解了警察所所长王狗蛋的恶行劣迹、所里当前的劳工关押情况以及所里的警力与装备情况。为掌握更详细的情况,他们又在王振海的带领下来到警察所,正巧迎面碰上王狗蛋。王振海镇静地将他们介绍为保定宪兵司令部特务队的特工,王狗蛋立即殷勤相待,还向他们介绍了周围"土八路"的活动情况。回到驻地后,他们立即向军分区领导汇报了侦察情况,军分区决定当晚采取行动,由他的父亲率十几名精干的武工队员完成拔钉子的任务。

　　当晚寒风刺骨,他们化装成日本特务,在王振海等人的接应下,很快包围了警察所,先除掉房顶哨兵,然后按计划分组攻入东西北房各处。正在打麻将的王狗蛋及其他警察见势不妙,纷纷缴械投降。这次战斗仅用了半个钟头,便将被关押的 15 名劳工全部解救。

　　还有一次是清除日本大特务。当时,城南的南关花园里住着一名日本"老和尚",他的真实身份是太原、晋城、长治地区的日本大特务头子松冈大郎,不仅掌握着几个地区的特务组织,还控制着这个地区的帮会、宗教组织,对共产党十分不利。军分区决定尽快除掉这个家伙,并取得他那里的秘密资料。但此人驻地戒备森严,周围不仅有日军守卫,还筑有高墙、拉有铁丝网,院内有专门的警卫部队,要除掉他可不容易。

　　张庆奎接受任务后,当晚便带领武工队深入敌人的心腹重地潜伏。第二天早上和另两名队员化装成日本特务进城,在内线的引导配合下,查清了南关花园的相关情况。

　　次日晚上,他们紧急行动,快步从南关花园北边绕道到西边,先由侦察员钻铁丝网干掉哨兵,然后发信号通知队友从岗楼搭人梯爬过高墙潜入园内,按预定方案,由三人集中所有手榴弹对付门口的警卫班,张庆奎则率其余人员直奔"老和尚"住房。此时,"老和尚"还未入睡,侦察员杨喜来用一根棍子顶着自己的帽子从门口伸进去,试探动静。"老和尚"顺手取了根棍子劈过来,却扑了个空,自己反而因用力过猛跌倒在地。小杨立刻猛扑上去,抽出快刀将"老和尚"解决了,随后,他们又命"老和尚"的老婆交出保险柜的钥匙,迅速取出了全部敌伪档案和当地敌人潜伏人员的名单。这时,外面的警卫察觉到屋内有动静,刚要摸枪,便被张庆奎安排的人员全部消灭,等到周围敌人闻讯赶来时,他们早已安全撤离。

　　还有一次,张庆奎在去城里的路上,碰见一个孩子在哭,问孩子怎么回事,孩子说自己的父母刚被鬼子抓走了，家里的粮食全部被鬼子抢走了。他听后赶紧抄小道追了上去，发现十多个鬼子用枪押着好多村民，一个农夫赶着牛车，牛车上都是粮食。张庆奎趁着他们过树林视线不好的时候，把鬼子给撂倒了。随后他安排村民和赶车的农夫把粮食拉回村庄分发给村民，还告诉村民有个孩子还在村口路边等候，让村民阖家团圆。

张庆奎有几次都差点丢了命，有惊无险，与死神擦肩而过。有一次为了掩护群众转移，被几十个鬼子追上，他跑到一个大院内，在房子内看看没有藏身之处，只见后院内有一口井，他只好手抓绳子、脚蹬辘轳下进水内。水有一米多深，他坐在井底不露头。鬼子在房间、四周没找到，也就来到了井口，向井内大声喊叫："出来！出来！不出来就开枪了！"井内依然没有动静，就向井内开了数枪，他发现子弹刚擦头皮，停了一会儿刚要起身，只听扑通一声，鬼子把辘轳轱辘扔到井内。后来听到井外没有动静，急忙从井内出来，刚走到门口就发现三四个鬼子又转身回来了，他急忙转身上房，看到鬼子又回到井边观察，没有看出有啥动静，过了一会儿，这才死心走了。他这才知道子弹落水两指就发挥不了作用了，所以才躲避了一关。

第四节 授徒情况

张成礼严格遵循祖训，无德不从医，收徒不收费，医者，是用医术救治世人，以德为先、以品为重、大医精诚、悬壶济世，救疾长生、积德行善，不为钱财，只为学以致用，主要是讲良心、发善心、有高超的医术、还要拥有一颗慈善无私的心，把患者当亲人，设身处地地为患者着想，就能很好地做到不愧对"医者"之称。

如果人品不好、道德不好，是不可能教你医道的，高超的医术和高尚的医德缺一不可，否则，宁可失传、绝不轻传，以免影响声誉。张成礼为了将中华中医绝学传承下去，克服门户偏见，把传男不传女的旧观念打破，无论男女，爱好学者，真心传授，而且已经传承收徒300余人，正规拜师的仅有数位。1995年10月，在北京香山八一医院工作的时候开始收徒传艺。通过一个个实实在在的病例，为学员传授扎针、艾灸、拔罐、放血、冲耳、洗耳、吹药、用药等耳病针灸疗法。其中不少学员学成后在自己的家乡开办诊所或到相应的专科医院工作。

学员：

张东海，现任全国脑病学会特色会员精英论坛特邀主讲及中医养生师。

张东玲，新乡市耳病专科副主任，擅长针灸。

李晓国，现任北京武警医院耳鼻喉科主治医师。

王斌，现任河北省长城医院针灸科主治医师。

孙运红，现任北京中华针灸学会特色会员。

郭元春，现任焦作针灸研究所所长。

孙慧婷,现任北京协和医院耳鼻咽喉科主治医师。

郝新岭,现任武汉市中医院耳鼻咽喉科主治医师。

姚莉,现任长垣县姚莉诊所负责人。

王芳,现任新乡市飞机场社区医院中医内科主治医师。

张德江,现任洛阳市中医院耳鼻咽喉科主治医师。

第五章

张氏耳病的诊断与治疗

特色诊治法是中国古老医学中的一个重要组成部分,是中国医学宝库中的一份珍贵遗产,是我们的祖先在与疾病抗争过程中摸索出来的诊断及治疗的方法,传承至今数千年,张氏耳病特色诊治法,是张氏先祖、祖祖辈辈传承诊断及治疗疾病的一种方法,也是张氏先祖在历经数百年来临床经验,苦心钻研以及汇集百家之长所独创的中医诊断及针灸治疗耳病的特色疗法,经过跌宕起伏的传承历史沿袭至今,已有第十九代之久(约600余年),诊断及治疗耳病独一无二,具有独特的医疗价值和高效的实用价值,是中华中医药极其珍贵和不可多得的秘法。善于诊断看病的先生,能够谨慎细心地审查五脏六腑的变化,明确诊断、确定治疗方法是十分重要的。

我们家族传承的特色诊治法是以中医理论为指导,通过望、闻、问、切,四诊合参,望诊居于四诊之首,察色按脉要先别阴阳,男为阳,女为阴,白天为阳,夜间为阴,上午为阳,下午为阴,上午看病,下午不看病,阴天下雨不扎针。因为上午为阳,下午为阴,上午人的阴气未动,阳气未散,气血未乱,人体内的气血比较平和,受外界因素的影响比较小,人体经脉自然就是最强之时,人的五色、脏腑、形体、脉象、舌象都能直观地反映身体的状况,诊断相对比较准确,治疗效果比较好,到下午被外界环境干扰,引起情绪或机体波动,不利于诊治。阴天下雨的时候,天气比较寒冷、潮湿,阴气过盛,如果在这个阶段进行针灸,可能会导致湿气和寒气进入人体,影响治疗效果,所以不易针灸,但也不是说其他时间就不能诊治,只能说其他时间不如上午,在特殊情况下随时随地救治患者。

第一节 诊 断

望而知之谓之神,闻而知之谓之圣,问而知之谓之工,切脉而知之谓之巧。望而知之者,望其五色,以知其病。闻而知之者,闻其五音,以别其病。问而知之者,问其所欲五味,以知其病所起所在也。切脉而知之者,诊其寸口,视其虚实,以知其病,病在何脏腑也,望、闻、问、切四诊。

一、望诊

望诊是对患者的神、色、形、态、舌象等进行有目的的观察,以测知内脏病变,中医通过大量的医疗实践,逐渐认识到机体外部,特别是面部、舌质、舌苔与脏腑的关系非常密切。如果脏腑阴阳气血有了变化,就必然反映到体表。正如《灵枢·本脏篇》所说:"视其外应,以知其内脏,则知所病矣。"中医的望诊具体就是指看五官,目舌口鼻耳,看眼睛是否有神,眼白是否有异常;舌头是否过红,舌苔是否过厚,舌苔颜色是白还是黄;口腔是否有炎症,颜色是否过红或过白;鼻子是否有鼻炎,鼻涕是稀还是稠,颜色是黄色还是白色;耳朵外形及形状,主要看耳轮,耳轮肉厚的肾先天就比较好,然后有没有耳鸣或者耳炎。注:肝主目,心主舌,脾主口,肺主鼻,肾主耳。南宋《仁斋直指方》书中谓:"眼者五脏六腑之精华。其首尾赤眦属心,其满眼白睛属肺,其乌睛圆大属肝,其上下肉胞属脾,而中间黑暗一点如漆者,肾实主之,是属五脏,各有证应,然论其所主,则瞳与之关系重焉。"释义:眼睛的毛病就是肝有问题,舌头有问题就是心脏不好,口腔有问题就是脾不好,鼻子有问题就是肺不好,耳朵有问题就是肾不好。但是在眼睛和舌头又有细分,在眼睛里面还具体分为瞳孔和眼白,瞳孔反映的是肝的问题,比如近视、眼神恍惚都是肝的问题,通过养肝是可以治好的,现在有很多人通过养肝治好了近视。眼白对应的是心肺,眼白如果红了,则说明心火热了,引起眼白的毛细血管发炎充血。舌头边沿反映的是心脏问题,舌头红了说明心火热,要降火和养心。舌苔则反映的是脾胃的问题,舌苔黄,脾胃火大,舌苔白了说明脾胃寒了,要养胃养脾。

望诊包括望诊和舌诊两部分,一般望诊又包括望神色、望形态、望五官等,舌诊包括望舌质、望舌苔。望诊首先是望神,神是人体生命活动的体现,如神志清楚,语言清晰,目光明亮,反应灵敏,称为有神,是健康或病情轻浅的表现。如精神萎靡,表情淡漠,目光晦暗,反应迟钝,甚至神志不清,称为无神,表示病情较重。通过望神可以对患者的病情和预后的病势做一个初步判断。

1. 望神色:主要观察面部的颜色和光泽,根据不同的色泽可以看出气血盛衰和疾病发展变化。正常中国人面色微黄,红润光泽,若出现异常色泽称为病色,常见的有:白色,主气血不足、主失血;黄色,主脾虚主湿证;青色,主寒、主瘀、主痛、主肝病、主小儿惊风;红色,主热;黑色,主肾虚、水饮、淤血、寒证、剧痛。

2. 望形态:是指望形体和动态,如形肥食少为脾虚有痰。形瘦善饥,为胃中有火。蜷卧喜静,多属寒证。烦躁喜动,多属热证。张口抬肩,喘息不能平卧是喘症;项背强急,角弓反张是痉病;久病循衣摸床,撮空理线是危重证候。

3. 望五官:根据中医的"全息理论",脸上的"五官"(口、眼、耳、鼻、舌)表现与人体的"五脏"(心、肝、脾、肺、肾)健康状况息息相关。

中医认为五脏开窍于五官,五官内应于五脏,通过望五官可以了解一定的内脏病变,如目赤红肿,多为肝火或风热,两目上窜,直视或斜视为肝风内动,耳轮干枯焦黑为肾精亏耗,鼻翼扇动为邪热蕴肺,牙龈肿痛或兼出血属胃热亢盛。

口是食物进入的门户,故与脾胃相关。从嘴唇的外观,即可看出一些脾胃问题。比如,嘴唇发乌,可能是脾胃虚寒;嘴唇颜色过红,可能是脾胃有火;如果嘴唇苍白,可能存在体内气血不足、营养不良、贫血、脾胃功能低下等问题；如果口角溃烂，可能是脾胃过热所致。

鼻子是呼吸的通道和器官，故与肺相关。如果鼻子看起来很红，可能是肺热所致，也可能是内火旺盛所致。鼻子出血或异常干燥，则可能是由于体内阴气不足，阳气过盛所致。

眼睛是最重要的感觉器官，所谓"肝开窍于目"，眼睛与肝脏密切关联，得了肝病就会表现在眼睛上，出现双目发黄、两个眼角发青。眼睛看不清东西，可能与肝血不足有关；如果出现眼睛发红、发胀的情况，可能与体内肝火旺盛有关；如果眼睛发干，可能是阴血不足所致。

耳朵是听觉器官，《黄帝内经》"肾开窍于耳"，肾虚的人会出现耳聋、耳鸣、眩晕等症状，耳黑、耳青、耳无血色或枯萎者即为肾败。

舌头是味觉器官，与心脏有关。如果舌尖颜色很深，可能是心脏有火；如果出现瘀血、瘀斑，可能是血液循环不好；舌头长疮，可能是心火过旺，饮食和心情都有关。有些心脏疾病还会导致舌头不灵活、舌蜷缩等问题。

其实，除了五官，眉间印堂、颧骨之下、鼻子两旁、人中处的颜色变化也会预示着身体问题。印堂苍白无光，可能是肺虚所致；鼻子两旁与小肠相关，如果此处颜色较黄，并且没有光泽，可能是脾胃虚；颧骨下边与肾相关，如果发黑，可能是肾有问题；人中位于鼻孔下侧，与生殖器、膀胱相关，如发黑，也可能是肾虚。

（1）肺属金，主皮毛、开窍于鼻，其华在毛。司气、通水道。在志为忧，在液为涕，属手太阴肺经，与手阳明大肠经相表里，其色白。

（2）心属火，主血脉、开窍于舌，其华在面，司藏神、主汗液，在志为喜。属手少阴心经，与手太阳小肠经相表里，其色红。

（3）脾属土，主肌肉、四肢，开窍于口，其华在唇，司运化、主统血，在液为痰。属足太阴脾经，与足阳明胃经相表里，其色黄。

（4）肝属木，主筋，开窍于目，其华在爪。司疏泄、主藏血，属足厥阴肝经，与足少阳胆经相表里，其色青。

（5）肾属水，主藏精，主生殖，主水，主纳气，肾开窍于耳，其华在发，为水脏，属足少阴肾经，与足太阳膀胱经相表里，其色黑。

4.望舌诊：是中医长期实践积累的独特察病手段，主要观察舌质和舌苔，舌质是舌的肌肉部分，舌苔是舌面附着的苔状物，舌质可以反映五脏的虚实，舌苔可以察外邪侵入人体的深浅，正常舌是淡红舌，薄白苔。若舌质淡白主虚，主寒，舌质红主热，紫舌主瘀血，白苔主表证寒证，黄苔主里证热证，黄而厚腻是湿热或痰热，苔薄病情轻，苔厚病情重，舌苔由薄增厚，表示病进，由厚变薄表示病退。临床上通常把舌质和舌苔变化联系起来，综合判断，中医经验，一般是急性病重舌，慢性病重脉，因为舌象能比较准确及时反映机体生理病理状况。熟练运用望诊，对疾病的诊断既快又准，所以中医说"望而知之谓之神"。

5.面诊口诀：凡看病，望为先。精气神，最重要。脏腑位，要牢记。多重影，应分清。

病多端，起气血。面色青，主痛寒。面色泽，气血充。面色赤，定有火。

赤如妆，乃虚火。面色黑，肝肾见。面㿠白，主虚寒。白无华，是血虚。

面黄泽，为湿热。面黄暗，病肝肾。额头亮，精神爽。额头暗，有灾殃。

二、脉诊

脉诊,是依据脉搏跳动的节奏频率、波动的幅度、流畅的情况来分辨脉象,作为诊病的依据,所谓知表里寒热,探虚实,测病因,查病疾,明预后。脉象分六大类,如下所示。

(1)浮脉:脉象位于皮肤表浅处,轻取得之。浮脉分浮脉、洪脉、濡脉、散脉、芤脉和革脉6种脉象。

(2)沉脉:脉象位于筋骨的深处,重取得之。沉脉分沉脉、伏脉、弱脉和牢脉4种脉象。

(3)迟脉:脉搏的频率缓慢,使脉搏的至数减少。迟脉类也有4种,分别是迟脉、缓脉、涩脉和结脉。

(4)数脉:脉搏的频率较快,凡是每次呼吸的时间脉搏跳动5次以上的,都属于数脉类。这个类别包括的脉象有数脉、疾脉、促脉和动脉。

(5)虚脉:脉象柔软无力。虚脉类包括虚脉、细脉、微脉、代脉和短脉,共5种脉象。

(6)实脉:脉象强劲有力。实脉包括实脉、滑脉、弦脉、紧脉、长脉。

脉诊歌诀如下。

1. 浮脉

浮脉惟从肉上行,如循榆荚似毛轻;三秋得令知无恙,久病逢之却可惊。

浮脉为阳表病居,迟风数热紧寒拘;浮而有力多风热,无力而浮是血虚。

寸浮头痛眩生风,或有风痰聚在胸;关上土衰兼木旺,尺中溲便不流通。

2. 沉脉

水行润下脉来沉,筋骨之间软滑匀;女子寸兮男子尺,四时如此号为平。

沉潜水蓄阴经病,数热迟寒滑有痰;无力而沉虚与气,沉而有力积并寒。

寸沉痰郁水停胸,关主中寒痛不通;尺部浊遗并泄痢,肾虚腰及下元痌。

3. 迟脉

迟来一息至惟三,阳不胜阴气血寒;但把浮沉分表里,消阴须益火之原。

迟司脏病或多痰,沉痼癥瘕仔细看;有力而迟为冷痛,迟而无力定虚寒。

寸迟必是上焦寒,关主中寒痛不堪;尺是肾虚腰脚重,溲便不禁疝牵丸。

4. 数脉

数脉息间常六至,阴微阳盛必狂烦;浮沉表里分虚实,惟有儿童作吉看。

数脉为阳热可知,只将君相火来医;实宜凉泻虚温补,肺病秋深却畏之。

寸数咽喉口舌疮,吐红咳嗽肺生疡;当关胃火并肝火;尺属滋阴降火汤。

5. 滑脉

滑脉如珠替替然,往来流利却还前;莫将滑数为同类,数脉惟看至数间。

滑脉为阳元气衰,痰生百病食生灾;上为吐逆下畜血,女脉调时定有胎。

寸滑膈痰生呕吐,吞酸舌强或咳嗽;当关宿食肝脾热,渴利癫淋看尺部。

6. 涩脉

细迟短涩往来难,散止依稀应指间;如雨沾沙容易散,病蚕食叶慢而艰。

涩缘血少或伤精,反胃亡阳汗雨淋;寒湿入营为血痹,女人非孕即无经。

寸涩心虚痛对胸,胃虚胁胀察关中;尺为精血俱伤候,肠结溲淋或下红。

7. 虚脉

举之迟大按之松,脉状无涯类谷空;莫把芤虚为一例,芤来浮大似慈葱。

脉虚身热为伤暑,自汗怔忡惊悸多;发热阴虚须早治,养营益气莫蹉跎。

血不荣心寸口虚,关中腹胀食难舒;骨蒸痿痹伤精血,却在神门两部居。

8. 实脉

浮沉皆得大而长,应指无虚幅幅强;热蕴三焦成壮火,通肠发汗始安康。

实脉为阳火郁成,发狂谵语吐频频;或为阳毒或伤食,大便不通或气疼。

寸实应知面热风,咽痛舌强气填胸;当关脾热中宫满;尺实腰肠痛不通。

9. 长脉

过于本位脉名长,弦则非然但满张;弦脉与长争较远,良工尺度自能量。

长脉迢迢大小匀,反常为病似牵绳;若非阳毒癫痫病,即是阳明热势深。

10. 短脉

两头缩缩名为短,涩短迟迟细且难;短涩而浮秋喜见,三春为贼有邪干。

短脉惟于尺寸寻,短而滑数酒伤神;浮为血涩沉为痞,寸主头痛尺腹疼。

11. 洪脉

脉来洪盛去还衰,满指滔滔应夏时;若在春秋冬月分,升阳散火莫狐疑。

脉洪阳盛血应虚,相火炎炎热病居;胀满胃翻须早治,阴虚泄痢可踌躇。

寸洪心火上焦炎,肺脉洪时金不堪;肝火胃虚关内察,肾虚阴火尺中看。

12. 微脉

微脉轻微濈濈乎,按之欲绝有如无;微为阳弱细阴弱,细比于微略较粗。

气血微兮脉亦微,恶寒发热汗淋漓;男为劳极诸虚候,女作崩中带下医。

寸微气促或心惊,关脉微时胀满形;尺部见之精血弱,恶寒消瘅痛呻吟。

13. 紧脉

举如转索切如绳,脉象因之得紧名;总是寒邪来作寇,内为腹痛外身疼。

紧为诸痛主于寒,喘咳风痫吐冷痰;浮紧表寒须发越,紧沉温散自然安。

寸紧人迎气口分,当关心腹痛沉沉;尺中有紧为阴冷,定是奔豚与疝疼。

14. 缓脉

缓脉阿阿四至通,柳梢袅袅飐轻风;欲从脉里求神气,只在从容和缓中。

缓脉营衰卫有余,或风或湿或脾虚;上为项强下痿痹,分别浮沉大小区。

寸缓风邪项背拘,关为风眩胃家虚;神门濡泄或风秘,或是蹒跚足力迂。

15. 芤脉

芤形浮大软如葱,边实须知内已空;火犯阳经血上溢,热侵阴络下流红。

寸芤积血在于胸,关里逢芤肠胃痛;尺部见之多下血,赤淋红痢漏崩中。

16. 弦脉

弦脉迢迢端直长,肝经木旺土应伤;怒气满胸常欲叫,翳蒙瞳子泪淋浪。

弦应东方肝胆经,饮痰寒热疟缠身;浮沉迟数须分别,大小单双有重轻。

寸弦头痛膈多痰,寒热癥瘕察左关;关右胃寒心腹痛,尺中阴疝脚拘挛。

17. 革脉

革脉形如按鼓皮,芤弦相合脉寒虚;女人半产并崩漏,男子营虚或梦遗。

18. 牢脉

弦长实大脉牢坚,牢位常居沉伏间;革脉芤弦自浮起,革虚牢实要详看。

寒则牢坚里有余,腹心寒痛木乘脾;疝癥瘕聚何愁也,失血阴虚却忌之。

19. 濡脉

濡形浮细按须轻,水面浮绵力不禁;病后产中犹有药,平人若见是无根。

濡为亡血阴虚病,髓海丹田暗已亏;汗雨夜来蒸入骨,血山崩倒湿侵脾。

寸濡阳微自汗多,关中其奈气虚何;尺伤精血虚寒甚,温补真阴可起疴。

20. 弱脉

弱来无力按之柔,柔细而沉不见浮;阳陷入阴精血弱,白头犹可少年愁。

弱脉阴虚阳气衰,恶寒发热骨筋痿;多惊多汗精神减,益气调营急早医。

寸弱阳虚病可知,关为胃弱与脾衰;欲求阳陷阴虚病,须把神门两部推。

21. 散脉

散似杨花散漫飞,去来无定至难齐;产为生兆胎为堕,久病逢之仔细医。

左寸怔忡右寸汗,溢饮左关应软散;右关软散胕腑肿,散居两尺魂应断。

22. 细脉

细来累累细如丝,应指沿沿无绝期;春夏少年俱不利,秋冬老弱却相宜。

细脉萦萦血气衰,诸虚劳损七情乖;若非湿气侵腰肾,即是伤精汗泄来。

寸细应知呕吐频,入关腹胀胃虚形;尺逢定是丹田冷,泄痢遗精号脱阴。

23. 伏脉

伏脉推筋着骨寻,指间裁动隐然深;伤寒欲汗阳将解,厥逆脐疼证属阴。

伏为霍乱吐频频,腹痛多缘宿食停;蓄饮老痰成积聚,散寒温里莫因循。

食郁胸中双寸伏,欲吐不吐常兀兀;当关腹痛困沉沉,关后疝疼还破腹。

24. 动脉

动脉摇摇数在关,无头无尾豆形团;其原本是阴阳搏,虚者摇兮胜者安;

动脉专司痛与惊,汗因阳动热因阴;或为泄痢拘挛病,男子亡精女子崩。

25. 促脉(阳)

促脉数而时一止,此为阳极欲亡阴;三焦郁火炎炎盛,进必无生退可生。

促脉惟将火病医,其因有五细推之;时时喘咳皆痰积,或发狂斑之毒疽。

26. 结脉

结脉缓而时一止,独阴偏盛欲亡阳;浮为气滞沉为积,汗下分明在主张。

结脉皆因气血凝,老痰结滞苦沉吟;内生积聚外痈肿,疝瘕为殃病属阴。

27. 代脉

动而中止不能还,复动因而作代看。病者得之犹可疗,平人却与寿相关。

代脉原因脏气衰,腹疼泄痢下元亏。或为吐泻中宫病,女子怀胎三月兮。

多数人的脉搏在手腕关节桡骨内侧,有一种人的脉搏在手腕关节桡骨外侧,叫反关脉。还有一种人的脉搏在中指两边,叫神鬼脉。中指两边可分上中下三部分,上部分称神脉,中部分称仙脉,下部分称鬼脉。鬼脉又分内鬼、外鬼、男鬼、女鬼,脉搏各有不同,如鬼脉左侧有脉搏称男鬼,右侧有脉搏称女鬼,内侧有脉搏称家亲,外侧有脉搏称外鬼脉。这是先祖总结出来的经验脉象。

第二节 治疗原则

张氏耳病特色疗法治疗原则包括补虚泻实、清热温寒、治病求本和三因制宜。

一、补虚泻实

扶助正气,祛除邪气。《素问·通评虚实论》说:"邪气盛则实,精气夺则虚。"因此,"虚"指正气不足,"实"指邪气盛。虚则补,实则泻,是属于正治法则。《灵枢·经脉》说:"盛则泻之,虚则补之……陷下则灸之,不盛不虚以经取之。"

1. 虚则补之,陷下则灸之 "虚则补之"就是虚证采用补法治疗。针刺治疗虚证用补法主要是通过针刺手法的补法、穴位的选择和配伍等实现的。如在有关脏腑经脉的背俞穴、原穴施行补法,可改善脏腑功能,补益阴阳、气血等不足;另外,应用偏补性能的腧穴如关元、气海、命门、肾俞等穴,也可起到补益正气的作用。

"陷下则灸之",属于虚则补之的范畴,也就是说气虚下陷的治疗原则是以灸治为主。当气虚出现陷下证候时,应用温灸方法可较好地起到温补阳气、升提举陷的目的。如气血亏虚者灸百会、气海、关元等。

2. 实则泻之,菀陈则除之 "实则泻之"就是实证采用泻法治疗。针刺治疗实证用泻法主要是通过针刺手法的泻法、穴位的选择和配伍等而实现的。如在穴位上施行捻转、提插、开阖等泻法,可以起到祛除人体病邪的作用。应用偏泻性能的腧穴如十宣穴、水沟、素髎、丰隆、血海等,也可达到祛邪的目的。

"菀陈则除之","菀"同"瘀",有瘀结、瘀滞之义。"陈"即"陈旧",引申为时间长久。"菀陈"泛指络脉瘀阻之类的病证;"除"即"清除",指清除瘀血的刺血疗法等,就是对络脉瘀阻不通引起的病证,宜采用三棱针点刺出血,达到活血化瘀的目的。如血管性耳聋、药物性耳聋或青紫肿胀,即可在局部络脉或瘀血部位施行三棱针点刺出血法,以活血化瘀、消肿止痛。如病情较重者,可点刺出血后加拔火罐,这样可以排出更多的恶血,促进病愈。

3. 不盛不虚,以经取之 不盛不虚,并非病证本身无虚实可言,而是脏腑、经络的虚实表现不甚明显。主要是由于病变脏腑、经脉本身的病变,而不涉及其他脏腑、经脉,属本经自病。治疗应按本经循经取穴。在针刺时,多采用平补、平泻的针刺手法。

二、清热温寒

"清热"就是热性病证治疗用"清"法;"温寒"就是寒性病证治疗用"温"法。《灵枢·

经脉》说："热则疾之，寒则留之。"这是针对热性病证和寒性病证制定的清热、温寒的治疗原则。

1. 热则疾之　即热性病证的治疗原则是浅刺疾出或点刺出血，手法宜轻而快，可以不留针或针用泻法，以清泻热毒。例如，风热侵袭耳聋者，当取大椎、曲池、合谷、外关等穴浅刺疾出，即可达到清热解表的目的。可用三棱针在少商穴点刺出血，以加强泻热、消肿、止痛的作用。

2. 寒则留之　即寒性病证的治疗原则是深刺而久留针，以达温经散寒的目的。因寒性凝滞而主收引，针刺时不易得气，故应留针候气；加艾灸更能助阳散寒，使阳气得复，寒邪乃散。如寒邪在表，留于经络者，艾灸法较为相宜；若寒邪在里，凝滞脏腑，则针刺应深而久留，或配合"烧山火"针刺手法，或加用艾灸，以温针法最为适宜。

三、治病求本

治病求本即是在治疗疾病时要抓住疾病的根本原因，采取针对性的治疗方法。疾病在发生发展的过程中常常有许多临床表现，甚至出现假象，这就需要我们运用中医理论和诊断方法，认真地分析其发病的本质，去伪存真，坚持整体观念和辨证论治，这样才能避免犯"头痛医头、脚痛医脚"的错误，只有抓住了疾病的本质，才能达到治愈疾病的目的。

"标""本"是一个相对的概念，在中医学中具有丰富的内涵，可用以说明病变过程中各种矛盾的主次关系。如从正邪双方而言，正气为本，邪气为标；从病因与症状而论，病因为本，症状为标；从疾病的先后来看，旧病、原发病为本，新病、继发病为标等。治病求本是一个基本的法则，但是，在临床上常常也会遇到疾病的标本缓急等特殊情况，这时我们就要灵活掌握，处理好治标与治本的关系。

1. 急则治标　急则治标就是当标病处于紧急的情况下，首先要治疗标病，这是在特殊情况下采取的一种权宜之法，目的在于抢救生命或缓解患者的急迫症状，为治疗本病创造有利的条件。例如，突发性耳聋，针刺大椎、水沟、合谷、太冲等穴，以泻热、开窍，然后再根据疾病的发生原因从本论治。

2. 缓则治本　在大多数情况下，治疗疾病都要坚持"治病求本"的原则，尤其对于慢性病和急性病的恢复期有重要的指导意义，正如《素问·阴阳应象大论》所说："治病必求于本"。正虚者固其本，邪盛者祛其邪；治其病因，症状可除；治其先病，后病可解。这就是"伏其所主，先其所因"的深刻含义。如肾阳虚引起的耳疾、泄泻是其症状为标，肾阳不足为本，治宜灸气海、关元、命门、肾俞。

3. 标本同治　在临床上也可见到标病和本病并重的情况，这时我们应当采取标本同治的方法。如肾气不足引发的耳疾，宜补足三里、关元，泻合谷、风池、太溪等。

四、三因制宜

"三因制宜"是指因时、因地、因人制宜，即根据患者所处的季节（包括时辰）、地理环境和个人的具体情况，而制订适宜的治疗方法。

1.因时制宜　在应用针灸治疗疾病时,考虑患者所处的季节和时辰有一定意义,因为四时气候的变化对人体的生理功能和病理变化有一定的影响。春夏之季,阳气升发,人体气血趋向体表,病邪伤人多在浅表;秋冬之季,人体气血潜藏于内,病邪伤人多在深部。故治疗上春夏宜浅刺,秋冬宜深刺。因此,历代医家根据人体气血流注盛衰与一日不同时辰的相应变化规律,创立了子午流注针法等。另外,因时制宜还包括针对某些疾病的发作或加重规律而选择有效的治疗时机。如突发性耳聋多在春季发作,故应在春季之前进行治疗。

2.因地制宜　由于地理环境、气候条件,人体的生理功能、病理特点有所区别,治疗应有差异。如在寒冷的地区,治疗多用温灸,而且应用壮数较多;在温热地区,应用灸法较少。正如《素问·异法方宜论》指出:"北方者……其地高陵居,风寒冰冽,其民乐野处而乳食,藏寒生满病,其治宜灸焫。南方者……其地下,水土弱,雾露之所疑也,其民嗜酸而食胕,故其民皆致理而赤色,其病挛痹,其治宜微针。"

3.因人制宜　是根据患者的性别、年龄、体质等的不同特点而制订适宜的治疗方法。由于男女在生理上有不同的特点,如妇人以血为用,在治疗妇人病时要多考虑调理冲脉(血海)、任脉等。年龄不同,针刺方法也有差别。《灵枢·逆顺肥瘦》说:"年质壮大,血气充盈,肤革坚固,因加以邪,刺此者,深而留之……婴儿者,其肉脆血少气弱,刺此者,以毫针,浅刺而疾发针,日再可也。"患者个体差异更是决定针灸治疗方法的重要因素,如体质虚弱、皮肤细薄、对针刺较敏感者,针刺手法宜轻;体质强壮、皮肤粗厚、针感较迟钝者,针刺手法可重些。

第三节　作　用

一、疏通经络

疏通经络可使瘀阻的经络通畅而发挥其正常生理功能,是针灸最基本和最直接的治疗作用。经络"内属于腑脏,外络于肢节",运行气血是其主要生理功能之一。经络功能正常时,气血运行通畅,脏腑器官、体表肌肤及四肢百骸得以濡养,均可发挥其正常的生理功能。若经络功能失常,气血运行受阻,则会影响人体正常的生理功能,出现病理变化而引起疾病的发生。

经络不通,气血运行受阻,其耳部临床表现常为耳聋、耳鸣、耳闷、耳痛等症状。针灸疏通经络主要是根据经络的循行,选择相应的腧穴和针刺手法及三棱针点刺出血、梅花针叩刺、拔罐等,使经络通畅,气血运行正常,达到治疗疾病的目的。

二、调和阴阳

调和阴阳就是使机体从阴阳的失衡状态向平衡状态转化,是针灸治疗最终要达到的根本目的。阴阳学说是中医基础理论的重要内容,对认识疾病、辨证论治等均具有重要的指导意义。疾病的发生机制是极其复杂的,但从总体上可归纳为阴阳失调。若因六淫、七情等因素导致人体阴阳的偏盛偏衰,失去相对平衡,就会使脏腑经络功能活动失常,从而引起耳病的发生。"阴胜则阳病,阳胜则阴病。"针对人体疾病的这一主要病理变化,运用针灸调节阴阳的偏盛偏衰,可以使机体恢复"阴平阳秘"的状态,从而达到治愈耳病的目的。

三、扶正祛邪

扶正祛邪就是可扶助机体正气及祛除病邪。疾病的发生、发展及其转归的过程,实质上是正邪相争的过程。邪不胜正,乃是医理,气和则为正气,气不和则为邪气,邪胜于正,人就生病,邪不胜正,人就健康,治病之道就是扶正祛邪,因此,扶正祛邪既是疾病向良性方向转归的基本保证,又是针灸治疗耳病的作用过程。

针灸之所以能够治疗耳病,就是因为充分发挥了其扶正祛邪的作用,使病理状态恢复到正常的生理功能。扶正就是"补其不足",祛邪就是"泻其有余",使偏胜偏衰的不平衡状态,得到了调整。

第四节　针灸配穴

针灸配穴就是在中医理论尤其是经络学说等指导下,依据选穴原则和配穴方法,选取腧穴并进行配伍,确立刺灸法而形成的治疗方案。针灸配穴包括两大要素,即穴位和刺灸法。

一、穴位的选择

穴位是针灸配穴的第一组成要素,穴位选择是否精当直接关系着针灸的治疗效果。在确定穴位时,我们应该遵循基本的选穴原则和配穴方法。

(一)选穴原则

选穴原则就是临证选取穴位应该遵循的基本法则,包括近部选穴、远部选穴和辨证对症选穴。

近部选穴和远部选穴主要是针对病变部位而确定腧穴的选穴原则。辨证对症选穴是针对疾病表现出的证候或症状而选取穴位的原则。

1. 近部选穴　近部选穴就是在病变局部或距离比较接近的范围选取穴位的方法,是腧穴局部治疗作用的体现。如耳鸣取大椎,耳聋选百会,耳局部选耳门、听会、听宫、翳风、近部选风池。

2. 远部选穴　远部选穴就是在病变部位所属和相关的经络上,距病位较远的部位选取穴位的方法,是"经络所过,主治所及"治疗规律的体现。如耳痛选足厥阴肝经的太冲,耳鸣、耳聋选手阳明大肠经的合谷穴等。

3. 辨证对症选穴　辨证选穴就是根据疾病的证候特点,分析病因病机而辨证选取穴位的方法。临床上有些病证,如耳鸣、耳聋、耳闷、眩晕、失眠等均无明显局限的病变部位,而呈现全身症状,这时我们采用辨证选穴,如肾阴不足导致的虚热选肾俞、太溪;肝火上扰导致的耳鸣选太冲、行间等。另外对于病变部位明显的疾病,根据其病因病机而选取穴位也是治病本则的体现。根据病因病机可分为风热侵袭可加外关、合谷、曲池、大椎;肝火上扰可加丘墟、中渚;痰火郁结可加丰隆、大椎;气滞血瘀可加膈俞、血海;肾精亏损加肾俞、关元;气血亏虚加足三里、气海、脾俞。实证用泻法,虚证用补法。

(二)配穴方法

配穴方法就是在选穴原则的指导下,针对疾病的病位、病因、病机等,选取主治作用相同或相近,或对于治疗疾病具有协同作用的腧穴进行配伍应用的方法。临床上穴位配伍的方法多种多样,但总体可归纳为两大类,即按经脉配穴法、按部位配穴法。

1. 按经脉配穴法　本法是以经脉或经脉相互联系为基础而进行穴位配伍的方法,主要包括本经配穴法、表里经配穴法、同名经配穴法。

(1)本经配穴法:当某一脏腑、经脉发生病变时,即选该脏腑、经脉的腧穴配成处方。如胆经郁热导致的耳疾,可近取少阳胆经的听会、风池,远取本经的荥穴、侠溪;三焦循经上扰导致的耳疾,可近取三焦经上的耳门,远取该经的输穴中渚。

(2)表里经配穴法:本法是以脏腑、经脉的阴阳表里配合关系为依据的配穴方法。当某一脏腑经脉发生疾病时,取该经和其相表里的经脉腧穴配合成方。如风热袭肺导致的耳疾,可选肺经的尺泽和大肠经的合谷;肾精亏损导致的耳疾,取之太溪、昆仑。

(3)同名经配穴法:本法是将手足同名经的腧穴相互配合的方法,是基于同名经"同气相通"的理论。如耳鸣、耳聋取手阳明经的合谷配足阳明经的内庭,手太阳经的后溪配足太阳经的昆仑。

2. 按部位配穴法　本法是结合身体上腧穴分布的部位进行穴位配伍的方法,主要包括上下配穴法、前后配穴法、左右配穴法。

(1)上下配穴法:本法是指将腰部以上或上肢腧穴和腰部以下或下肢腧穴配合应用的方法,在临床上应用较为广泛。如肾虚耳聋可上取外关,下取太溪;气血亏虚耳鸣可上取百会,下取三阴交。

(2)前后配穴法:本法是指耳部前部和后部的腧穴配合应用的方法,如取耳前部耳门、听会后取耳后部的翳风;前取面部的迎香,后取头后部风池、大椎。

(3)左右配穴法:本法是指将人体左侧和右侧的腧穴配合应用的方法。本方法是基于人体十二经脉左右对称分布和部分经脉左右交叉的特点总结而成的。在临床上常选择左右同一腧穴配合运用,是为了加强腧穴的协同作用,如耳鸣可选双侧迎香、风府等。当然左右配穴法并不局限于选双侧同一腧穴,如左侧耳鸣、脑鸣,可选同侧的听宫、翳风、头维和对侧的外关、合谷。

二、刺灸法的选择

刺灸法是针灸处方的第二组成要素,包括疗法的选择、操作方法和治疗时机的选择。

1. 疗法的选择　是针对患者的病情和具体情况而确立的治疗手段。如是用毫针疗法、灸疗法、穴位放血疗法、拔罐疗法等,均应说明。

2. 操作方法的选择　当确立了疗法后,要对疗法的操作进行说明,如毫针疗法用补法还是泻法,艾灸用温和灸还是瘢痕灸等。尤其是对于处方中的部分穴位,当针刺操作的深度、方向等不同于常规的方法时,要特别强调。此外,针刺治疗耳病可每日 1 次或 2 日 1 次等,应根据疾病的具体情况而定。

3. 治疗时机的选择　治疗时机是提高针灸疗效的重要方面。一般来说,针灸治疗耳病有特殊严格的时间要求。临床上针灸治疗耳病在时间上有极其重要的意义。针刺时间是在上午 9～11 点效果最佳,按照天干地支推算,巳时脾经开,脾为后天之本,气血生化之源,多气多血之经,气为血之帅,血为气之行。在五行生克制化方面,脾属土,土克水,肾属水,肾开窍于耳,肾精因脾的运化水谷输送精微得以滋养,而脾的运化又赖肾阳得以温煦。肾为先天之本,脾为后天之源,脾的运化功能失调,肾就会出现病理变化。两者在生理与病理上密切相关,先天、后天相辅相成,相互促进,能大大地提高疗效,才能保证人体的耳部健康、身体健康。

4. 针刺手法　针刺手法可分直刺、斜刺、平刺 3 种手法,针刺主要穴位及作用如下。

(1)翳风穴:属手少阳三焦经,系耳后,直上出耳上角。其支者,从耳后入耳中,出走耳前。直刺治疗耳鸣、耳聋,向上斜刺治疗耳鸣引发的面痉挛,向下斜刺治疗聋哑、失音或嘴歪。

(2)耳门穴:属手少阳三焦经,斜刺透听宫、听会,一针三穴,具有开窍聪耳的功效,是治疗耳鸣、耳聋、聋哑病的首穴。

(3)后溪穴:属手太阳小肠经,其支者,却入耳中。直刺通过手少阴心经,手少阳三焦经,刺向手厥阴心包经,一针四经,边进针,边捻转,边得气,边问患者病情如何,是治疗耳鸣、耳聋、耳闷、眩晕的重要穴位。

(4)神门穴:属手少阴心经,平刺神门、阴郄、通里、灵道,一针四穴,是治疗耳鸣、耳聋、失眠健忘症的重要穴位。

(5)太溪穴:属足少阴肾经,斜刺透足太阳膀胱经的昆仑穴,膀胱相肾属表里,一针二穴,具有补肾、开耳窍的功效,是治疗肾精亏损引起的耳聋的首穴。

(6)三阴交穴:属足太阴脾经,斜刺透足少阴肾经太溪穴,具有健脾补肾的功效,一针二穴,是治疗脾肾两虚引起的耳鸣、耳聋的主要穴位。

第五节　张氏治耳病特色方法

一、中药炮制特色方法

中药医博大精深,药性相生相克,用在这里是药,用到那里就是毒,张氏家族采用珍贵的中药材自己加工炮制,中药材治病最重要的就是炮制,再好的中药材炮制不好等于零。中药材炮制可以减少毒性及不良反应,改变性味、归经、功效、增强药性,有效发挥更好的治疗效果。如晒干、阴干、烘干、焙干、切制、炒制、煅制、炭制、蒸制、煮制、酒制、醋制、盐制、姜制、炙制、煨制、炮制、雾制、蜜制、炼制、制霜、水飞、发酵、发芽等法。张氏自制的丸散膏丹,具有独具特色的临床经验传承炮制。口传心授,保密传承,灵活运用,源自数千年的中医药精髓,有不能替代独具特色的医疗技术,吸收快、疗效好,是中医文化的瑰宝,为人民耳部健康做出贡献、流芳百世。如果我们不再把老祖宗留给我们的医技传承发展下去,中医药炮制可能就会失传。

根据中药材炮制方法可分为以下5种。

1.修制　对药物进行纯净、粉碎和切制的处理方法。纯净是去土、去毛,去粗皮、采用手工挑、筛、簸、刷、刮等方法,粉碎是采用捣、碾、研、磨、锉等方法,切制是采用手工切、铡的方法,把药物切成片、段、丝、块等各种形状,以便于药物有效成分的溶出和药物的调剂使用。

2.水制　常用的水制法有漂洗、浸泡、闷润等,漂洗是将药物置于宽水或长流水中,反复换水,以去掉腥味或盐分。浸泡是将药物置于水中浸湿立即取出,或将药物置于清水或辅料药液中,使水分渗入,药材软化,除去药物毒性。闷润是根据药材质地的软硬,用淋浸、洗润、浸润等方法,使药物软化,便于切制饮片。

3.火制　主要有炒、炙、煅、煨等方法。炒是将药物置锅中不断翻动,炒黄、炒焦、炒炭的不同。炙是通过辅料蜜、醋、酒、姜汁等来炮制药材,可以改变或加强药性,增强疗效,减少不良反应。煅是将药物用猛火直接或间接煅烧,充分发挥疗效。煨是用湿面粉或湿纸包裹药物,置热火炭中加热的方法,可减少烈性和不良反应,增强药性。

4.水火共制　用水又用火的炮制方法,主要有蒸、煮等。蒸是利用水蒸气和隔水加热药物,有增强疗效、缓和药性的作用。煮是将水或液体辅料同药物共同加热,降低不良反应,增强疗效。

5.其他制法　如制霜、水飞、发酵等,其目的是改变药物原有性能,减少毒性或不良反应,增加新的功效,发挥更好的治疗效果。

二、耳病针灸特色方法

针灸是我国民族医学智慧的结晶,是我们先祖留下的瑰宝。已有几千年的历史。张氏中医家族在数百年里,对针灸理论追本溯源,推陈出新,在继承的基础上不断发扬光大。张氏中医家族以中医的阴阳、五行、脏腑、经络等八纲辨证、八法治病的理论原则为指导,结合数十代的临床医疗经验并对传统针法把握精髓进行了独创性的发展,康熙年间,张氏第十世传承人张培基针灸之法最为独特,针到病除,被人尊称为"一针通"。创立了独特的汗、吐、下、和、温、清、消、补、泻的张氏病九针法。"张氏神针"不论在当时还是现在,都是值得学习和提倡的。道光年间,张氏第十四世传承人张修桐在耳病药物研究方面倾注了大量的心血,并结合自己多年的临床心得,总结了前祖遗留的中医中药针灸治疗耳病的方法,经他多年的修改形成了张氏中医中药针灸治疗耳病比较完善的一套体系,撰写了《张氏中医针灸易经学》和《张氏耳病针灸心法》,记载了在前人医书中罕见的,具有新的系统性、突破性的新疗法。光绪年间,第十六世传承人张庆奎在针刺手法上造诣颇深,逐渐形成了一套具有特殊治疗耳病的针刺法,直达耳部病变,使耳病患者迅速彻底康复,被人们誉为"金耳朵老人"。

1. 针灸耳病歌

(1)耳聋、耳鸣听会针,迎香穴泻功如神。外关翳风治耳聋,脾胃耳疾三里中。耳闷、耳痒痛难忍,合谷下针太冲神。

(2)感冒伤寒两耳聋,金门、听会疾如风。风池大椎百会刺,合谷太渊功有神。

(3)耳内蝉鸣失眠症,耳门翳风三里中,神门补泻并行间,且莫向人容易说。蝉鸣失眠未效时,井穴放血安可缺。

(4)耳聋气闭痛难言,须刺翳风穴始痊。耳聋之症不闻声,痛痒蝉鸣不快情,红肿生疮须用泻,宜从听会用针行。偶尔失音言语难,哑门一穴两筋间,若知深浅莫深刺,言语音和照旧安。

(5)耳聋临泣于金门,合谷针后听人语。听会兼之与听宫,七分针泻耳中聋,耳门又泻三分许,更加七壮灸听宫。医者若能明此理,针下之时便见功。

(6)耳病下关及听宫,耳门完骨风池行。外关中渚合谷穴,久病再把肾俞针。

2. 针灸取穴

(1)耳内虚鸣:肾俞、三里、合谷、太溪、听会。

(2)耳红肿痒:听会、合谷、颊车、三里、翳风。

(3)耳内生疮流脓水:翳风、合谷、听会、三里。

(4)耳聋气闭:听会、听宫、翳风、三里、合谷。

(5)耳鸣:百会、听会、听宫、耳门、太冲、阳溪、阳谷、前谷、后溪、液门、商阳。

(6)重听无闻:耳门、风池、侠溪、翳风、听会、听宫、哑门。

第六节 针灸禁忌及注意事项

一、针灸禁忌

针灸有四大禁忌:第一个是一些部位禁忌,在穴位下面有比较重要的脏器,比如胸背部或者脑后的延髓部下面都有重要的脏器或者重要的组织器官,那么这个时候扎针的角度和深度是有严格的要求和禁忌,如果扎针过于深,或者手法捻转提插的幅度大,有可能出现一些严重的不良反应。第二个禁忌是针对一些穴位的,有些穴位针对某个特定时期的人,比如说孕妇,合谷穴、足三里这两个穴位孕产期是禁针的。第三个禁忌是饥饿状态下的时候或吃得过于饱,另外过于劳累和醉酒情况下等也不能针灸。第四,有出血性疾病或者皮肤感染的情况下禁针。

二、注意事项

(1)针刺前一定要仔细检查针柄是否松动,要特别注意针体和针柄连接的地方是否坚固。注意针体弯不弯,有无锈蚀,针尖有没有勾。如有上述情况则不能用。

(2)不要刺伤重要脏器(如心、肝、脾、肺、肾等)。

(3)对害怕针刺的患者,要做解释工作,消除对针刺治疗的恐惧心理。

(4)扎针后患者出现头晕、心慌、脸变白、出冷汗、口唇发紫。甚至突然晕倒,这就是晕针。发生晕针应迅速将针起出来,让患者躺下,头部放低,表现轻的可以喝一杯温水,过一会儿就好了。如果是表现比较重的,特别是晕倒不省人事的,可以指压或针刺人中、足三里等穴,使之苏醒。

五脏五行五色五味口诀

金弱土衰燥火旺,必定伤肺没商量,湿气水重来灭火,能救金肺和大肠。
木衰水无金过旺,肝胆目发定损伤,火重克金能救木,若见土旺更遭殃。
水弱土厚燥气旺,有金也难通水乡,湿气重时能救水,无湿伤肾和膀胱。
火弱有木不怕水,木衰水旺火受伤,若是湿气旺无制,定伤心血痛小肠。
土虚最怕木水旺,肠胃皮肤肌肉伤,火旺能解水木气,火衰只求燥气帮。
五行金木水火土,精深变化妙无穷,生克制衡得安康,冲克混乱病在床。
血气乱者水火战,湿水燥火怕极端,命局水火若失衡,心血肺肾病常犯。
木不受水肝血疾,水不受金智力障,土不受火主气伤,皆因子弱母太旺。
燥气太重土克金,湿气太重土生水,五行生克看气候,燥湿能定五行情。
蓝黑之气祸深藏,生克不乱暂安康,若是五行乱克战,常年离家在病房。
元神厚者病在表,五行无情也灾小,红黄元气存生机,灾病来侵皆化掉。

万物不外五行,治病不离五脏,五行分金木水火土,五脏配肺肝肾心脾,五行相生相克,金生水,水生木,木生火,火生土,土生金。金克木,木克土,土克水,水克火,火克金。此为顺五行,人所易解,无庸费舌,维颠倒五行生克之理,人所难明。

第六章

张氏耳病特色疗法

中医药文化在中国古老的大地上已经运用了几千年的历史,经几千年的临床实践,证实中国的中医中药无论是在治病上、防病上还是在养生上,都是确凿有效的。在西医未传入中国之前,我们的祖祖辈辈都在用中医中药、针灸来治疗疾病,挽救了无数人的生命。中医针灸博大精深,张氏耳病针灸疗法源于明代洪武年间,形成于清朝道光年间,该项目第十四世传承人张修桐总结先祖遗留的中医针灸治疗耳病的方法,结合他自己多年的治疗耳病经验,形成自己针灸治疗耳病比较完善的一套体系。该项目第十八世传承人张成礼,又在先人针灸治疗耳病的基础上,博众医学之专长,发扬祖传之绝技,用可行之治疗,开创了中西医无法治愈的耳聋、耳鸣、聋哑病症之先河,在调和阴阳、扶正祛邪、疏通经络、开耳窍、激活耳神经、排毒、再生耳神经、修复耳神经等方面具有明显疗效。目前,在该项目的保护单位仍保留有其先人传留下来的针灸治疗耳病的家传秘方多个。通过中药和针灸使耳部毒素全面清除,病变的神经核介质全面修复,变形、萎缩、坏死的神经纤维细胞全面复活,耳脉全部打通,输送足够的营养使毛细胞得到全面的康复,在养生保健及预防方面也起到较大作用。

第一节　张氏耳病特色专长

诊治范围:聋哑病、只聋不哑、只哑不聋、半聋半哑、神经性耳聋、药物性耳聋、血管性耳聋、传导性耳聋、混合性耳聋、老年性耳聋、爆震性耳聋、噪声性耳聋、眩晕性耳聋、突发性耳聋、耳鸣、耳闷、头晕、失眠、中耳炎等各种耳病。

一、十大疗法

1.中药疗法　是张氏先祖在前人研究成果的基础上,研究出来的独特秘方,张家代代医生薪火相传。采用珍贵的中药材自己加工炮制(现有中药治疗耳病方剂 36 个),口传心授,保密传承,灵活运用,源自数千年的中医药精髓,有不能替代独具特色的医疗技术,而通过秘方配置出来的小药,包装简单、价格便宜,服用方便,吸收快、疗效好,很多患者甚至不远千里来"求药",这些"小药"只可意会,不可言传,是中医文化的瑰宝,为人民耳部健康做出贡献、流芳百世(图5-1)。

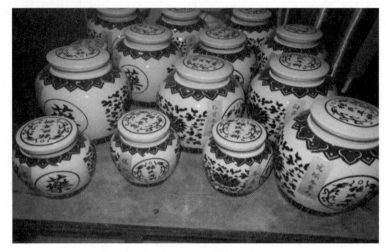

图5-1　中药疗法

2. 耳内清洁法　用生理盐水、双氧水或用中药煎水洗涤患处,清除外耳或中耳道的脓液、痂块等,以达到清洁耳部的目的。多用于治疗脓耳、耳疮、旋耳疮、耳瘘等(图5-2)。

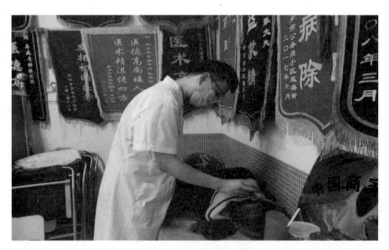

图5-2　耳内清洁法

3. 耳内滴药法　将药物制成耳药液,滴入耳内,以达治疗耳病的目的,具有清热息风、行气通窍、活血化瘀,促进耳部纤维细胞再生。滴耳方法:患者取坐位或卧位,患耳朝上,将耳郭向上方轻轻牵拉,向外耳道内滴入药液1～2滴。然后以手指轻轻按耳屏数次,5~10分钟后方可变换体位。多用于治疗肝气郁结引发的耳鸣、耳闷、突发性耳聋(图5-3)。

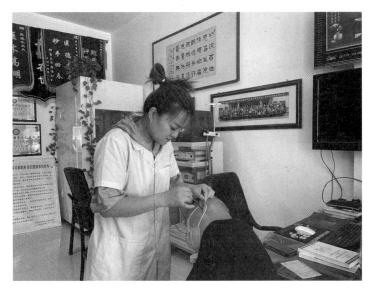

图5-3　耳内滴药法

4.耳内吹药法　将药物研制成细粉末,吹至外耳处或耳内。药末具有清热解毒、散瘀排脓、收敛止痛、祛腐生肌,修复耳神经、全面清除耳部毒素,使变性、萎缩、坏死的耳神经纤维细胞全面复活,可根据病情选用。耳内吹药前必须预先将脓液清除干净,或每次用药前均需清除上次吹入的残余药物,以免积留结块而妨碍引流。每次用量不宜多,吹入薄薄的一层药粉即可。多用于治疗肝火上扰引发的耳痛、耳内流脓、耳膜穿孔(图5-4)。

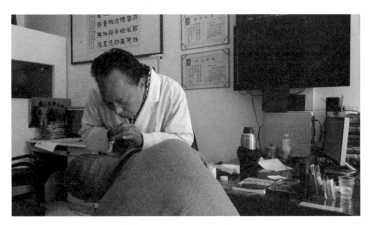

图5-4　耳内吹药法

5.五行针刺法　是张氏家族独有的特色疗法,运用不同的针具,刺激特定的穴位,以五行生克变化之理、中医的脏腑、经络、八纲辨证理论原则为指导,易经之中的易理卦形

为疗法,通过经络的作用,调阴阳、调虚实、通经络、祛邪气、活血通窍,打通耳部经络,使
耳窍经脉贯通,经气通顺,气血流畅,清阳之气得以上通,外气得以入内,开耳窍、提高免
疫力等功效,从而达到治疗耳病的一种非药物疗法。用于治疗经络不通、气血亏虚引发
的耳鸣、耳聋、耳闷、头晕失眠(图5-5)。

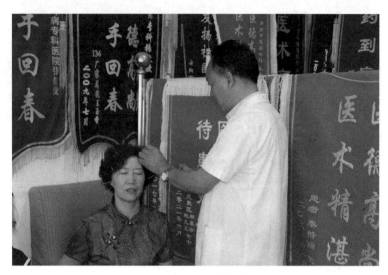

图5-5　五行针刺法

6. 艾灸疗法　是以艾绒为材料制作成艾条,点燃艾条的一端,放在艾灸盒内,靠近耳
部灸治耳穴,具有调理气血、扶正祛邪、温通经脉、温阳补肾、升阳通窍,激活耳神经,恢复
听力功能,从而达到治疗耳病的一种古老疗法。多用于治疗肾精亏损、肾气不足、阳气不
通引发的耳疾(图5-6)。

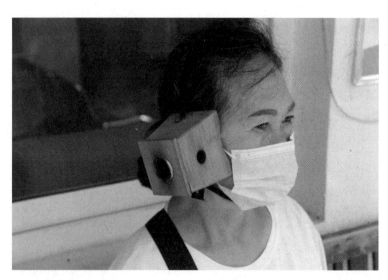

图5-6　艾灸疗法

7.八卦疗法　是根据自然界的气化运行和患者的形态、形体、病因、病理、气血的循行,经络的走向辨证论治。运用自己的单手手掌心的劳宫穴或双手的劳宫穴,在特定的穴位上下左右按搓,刺激患者的经络,使气血流通、阴阳调和、活血祛瘀、滋补肝肾,提高听力,消除耳鸣、耳聋等功能,从而达到治疗耳病的一种非药物疗法。用于治疗气血亏虚、五脏六腑阴阳紊乱、经络不通、自主神经紊乱、脑供血缺乏引发的耳疾(图5-7)。

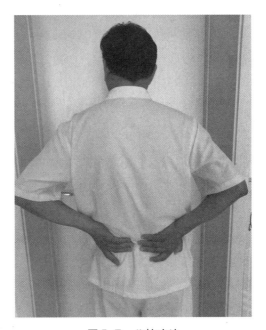

图5-7　八挂疗法

8.拔火罐疗法　古代称为"角法",是指罐具内形成负压而吸附于穴位上,舒筋活络、调气行血、祛风除湿、清热泻火,从而达到治疗耳病的一种外治疗法。用于治疗中风前期、高血压、低血压、贫血、糖尿病、血管硬化、供血不足等引发的耳疾(图5-8)。

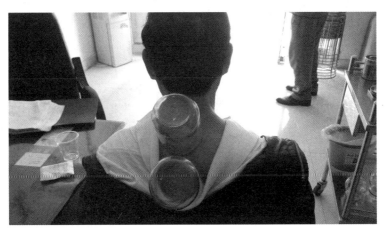

图5-8　拔火罐疗法

9. 刺血疗法　又名放血,古代称为"启脉""刺络"。用锋利的三棱针刺入十二正经的井穴,使之溢出一定量的血液,通过经络的作用,调和气血、泻热祛邪、行气通窍,排出耳脉内沉积的毒素,疏通耳脉,改善耳部血液循环,血流加速,血液携氧量增加,加快耳神经的新陈代谢,改善听神经损伤的病态,从而达到治疗耳病的一种非药物疗法。用于治疗风热外袭、过度疲劳、睡眠不足、情绪紧张导致的耳疾(图5-9)。

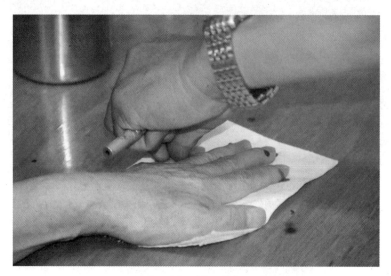

图5-9　刺血疗法

10. 耳内塞药疗法　是将药物研制成细末,用细纱布或薄纱布包好,塞入耳内,具有益气养血、芳香通窍、打通耳脉、扩张血管、再生耳神经的作用,输送足够的养分使毛细胞得到全面的康复,从而达到治疗耳病的一种外治疗法。用于治疗噪声性、爆震性、耳膜内陷、堵塞、瘀血阻络、痰火郁结引发的耳鸣、耳聋、脑鸣(图5-10)。

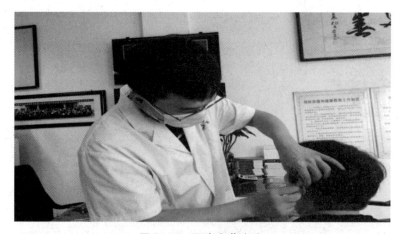

图5-10　耳内塞药疗法

二、九大突破

1. 突破一　针对各种耳病的发病原因,采用根源治疗,对症用药,让药物有效成分直接作用于受损的内耳听神经,愈合耳膜,突破性复活内耳毛细胞等感音组织,从根源上治疗耳病,极大地超越了传统疗法。打破了神经性耳聋、耳鸣不可治疗的说法。

2. 突破二　突破性解决了受损、萎缩、坏死的耳膜及听神经等不可修复的难题,在短时间内,修复受损的听神经使患者耳鸣现象明显消失,听力迅速提高,逐渐达到康复。

3. 突破三　直接作用于听神经,修复受损、变性、坏死的听神经细胞,促进血液循环,补充丰富的营养使耳细胞及时提供血氧,起到紧急救护和保养作用。

4. 突破四　突破性解决了受损、萎缩、坏死的耳膜及听神经等,同时快速重建耳脉神经网,恢复耳脉功能。迅速修复听神经,再造听力,增强自身抗病能力,彻底恢复听力。

5. 突破五　突破性地解决了传统药物无法修复听神经的难题,抑制受损、调节鼓室压力、疏通经络、促进耳部血液循环,使耳部细胞再生,修复感受器功能,使其复活如常。

6. 突破六　可迅速打通十四经脉,直达耳部病变部位,加快血液新陈代谢,增强耳部血液携氧量,从而使病变的耳神经得到全面康复。

7. 突破七　彻底恢复听神经系统的病变部位,使耳部神经更有活力,快速修复传音系统损伤,达到传音系统通畅,快速恢复听力功能。

8. 突破八　快速打通耳脉,激活麻痹的耳神经,通过经络直达耳部,激活半死亡的耳神经,使新的耳神经再生,恢复耳声波传导功能,使耳病患者彻底康复。

9. 突破九　迅速改善耳部微循环,使内耳病变彻底康复,更能起到养脑、安神、定智作用,全面改善耳病患者的焦躁、失眠、头晕、抑郁和恐慌等症状,让耳病患者全面恢复健康。

第二节　张氏耳病的独特性

耳朵是人体的信息通道,也是经络的传导线,"内属于脏腑,外络于肢节""运行气血、沟通表里、协调阴阳、平衡虚实""决生死、处百病"。

耳朵也是特殊的感觉系统,《黄帝内经·灵枢》说:"耳为百病之首,耳者,宗脉之所聚也。"宗,是"总""全部"的意思,人体全部经脉、络脉都要聚集到耳朵上。耳为全身经络分布最密的地方,十二经脉、三百六十五络脉都与耳朵密切相连,任何疾病都会引起耳部疾病。

张成礼认为引起耳鸣、耳聋的原因很多,非常复杂,当前在治疗耳病领域中,头痛医头,脚痛医脚,被疾病牵着走的情况普遍存在。有的西医大夫说是神经性耳鸣、耳聋或耳部供血不好,通常用营养神经、扩张血管的药物治疗,效果并不佳,有的中医大夫说,肾亏、肾虚了,以补肾的药物治疗,其实耳鸣、耳聋并非都是肾亏、肾虚,也可能是实证;也有的大夫说上火了,上火也有实火、虚火之分,实火多为肝火旺盛,虚火有肝阴虚、肾阴虚等。有的患者感冒、生气、劳累、发怒、情绪紧张后耳鸣、耳聋加重,反反复复,这是因为药物不对症。因时因地因人,是指治疗耳病要根据季节区域及人体的体质、性别、年龄、身体高低、体质胖瘦而制定治疗方法。《黄帝内经》上讲,心窍寄于耳,荣华于耳;肝脉络于耳,耳无所闻。脾胃化生气血充养于耳,不及则令人九窍不通。肺主气,一身之气贯通于耳;主声,肺之结穴在耳中,令耳闻无声。肾开窍于耳,肾和则耳能闻五音。

张氏耳病的独特性在于打破了常规,不再局限于古方的剂量与药方。随着时代的更迭,如今的中药种植与曾经的中药药效明显不同,就算是道地药材的药效也不如以往,而且现在的中药炮制大部分是机器炮制,很多手工炮制都已失传,对此张氏都做出了相应的改变。张氏中医治疗耳病讲究寻根,辨证论治与对症治疗相结合,同病不同治法,同穴不同手法,一人一病一证一方,把传统中草药精工提炼成浓缩丸或散剂,药效比汤药提升数倍,解决传统中草药吸收慢、见效慢的弊端,配合针刺、艾灸、拔罐、鼓耳、穴位放血等方法,多方位综合治疗耳病,治疗一次能比传统治疗耳病疗效高得多,直接消除耳聋、耳鸣的病根,使患者花费少、效果好。

直接消除耳鸣、耳聋的病根。这种方法简便安全,见效快、效果好,治疗迅速彻底,深受广大耳病患者的欢迎,是中华中医耳病治疗里极其珍贵和不可多得的秘法良药,治疗耳病一绝,是从不外传的绝世珍宝,这种超人的医术在医古教材内罕见,这种经典绝技使用价值很高,具有独特的医疗价值和高效的实用价值,可谓亘百代而常新,历万世而弥坚,是中国浩瀚医学宝库中的一份珍贵遗产。至今,中医针灸诊治耳病在历代有识之士的传承和发扬光大中,仍像一颗璀璨的明珠,闪烁于世界的东方之巅。

第三节　张氏耳病针灸特色疗法

张氏耳病针灸特色疗法是张氏家族传承下的独特疗法,至今 600 余年,与传统的针灸疗法大有不同,是依据宇宙的变化规律,易经之中的易理卦形为疗法,天地人合,天干、地支、阴阳、五行,五行生克变化之理、中医的脏腑、经络、八纲辨证理论原则为指导,运用阴阳五行八卦到治病之中,通过患者的脉象和耳膜颜色辨证论治,独创研究,形成张氏家族独有的"五行针法,八卦疗法",也是根据自然界的气化运行和患者的形态、形体、病因、病理、气血的循行,经络的走向等辨证论治。能失去十穴,不失去一经,做到心到、针到、气到。心为主帅,针为先导,气为先行,针气合一,以针领气,以气行血。通阴阳,调气血,内调脏腑,外通肢节,运行气血,沟通表里,平衡虚实,虚实结合,标本兼治,激发和调整免疫系统,保持免疫系统活力与阴阳平衡,这种疗法,极幽微、极平淡,在外人看来非常一般,因为他们根本看不懂微妙之处,但是在针刺手法上的要求却是极高,难度很大。因为在针刺时,灵敏力量,内外兼并,由慢到快,由快到慢,由左到右,由右到左,由浅到深,由深到浅,取穴准确,手法独特,复杂精妙,在不断地重复补泻手法,病因不同,手法不同,浑然天成,天衣无缝,还要依靠患者呼吸配合得气,如咳嗽、咳嗽再咳嗽,吸气、吸气再吸气等特色,没有十年八年的功底,是无法完全参悟,更深得掌握张氏耳病针灸疗法,一般也只是见功十之三四。该疗法,非男丁不传,传子不传婿,传内不传外,传男不传女,只能单传,口传心授,对没有耐心学的和悟性不高的后人,做到宁可失传、绝不轻传,以免影响声誉。包括入室弟子也不传授,避免流传于外。要完成张氏耳病针灸特色疗法,最主要的是靠手法和悟性,日积月累都是要一针一针在自己身上反复体会才能领悟到微妙之精华。

张氏耳病针灸特色疗法,通过复杂缜密的针刺配穴、方药之方法,在实践中不断发展创新、不断完善,从基础理论研究到临床诊断,已形成了比较完整的独立科学体系和理论体系,形成了独特的治疗方案。运用了中药疗法(现有中药治疗耳病方剂 36 个)、五行针法、艾灸疗法、刺血疗法、拔罐疗法、鼓耳疗法、塞耳药疗法、冲耳疗法、吹耳药疗法、八卦疗法等十大疗法为一体,十者合一,综合治疗耳病的有效方法,形成了自己独特的、比较完善的治疗耳病的一套疗法,符合中医治病医理,具有较高的科学价值和医疗价值,在传承中华中医疗法、弘扬传统文化、解决耳病患者痛苦等方面具有一定的实用价值,这种疗法非常深奥。

临床资料:左耳多于右耳,女性多于男性,对 32 270 例患者,其中男 12 670 例,女 19 600 例;年龄最小为半岁,最大为 86 岁,病程最短 2 天,病程最长 68 年。

一、操作前的准备工作

(1)不锈钢针灸针若干枚。

(2)大、中、小不锈钢三棱针若干枚。

(3)大、中、小火罐若干个。

(4)艾条、艾盒若干。

(5)鼓气耳镜 1 个。

(6)消毒碘酊棉球、75%酒精棉球、干棉球、拔火罐用的 95%酒精及特制拔火罐桶一枚、冲耳器、洗耳器、清耳器、双氧水和来苏水消毒液等。

二、五行针刺手法

可分男左女右耳,分补、泻两种,天、地、人三部。

1. 男左女右耳　男性左侧耳疾,以平肝补肾、活血通窍为主,针刺手法"泻法";右侧耳疾,以健脾补肾、温阳通窍为主,针刺手法"补法"。女性右侧耳疾,以平肝补肾、活血通窍为主,针刺手法"泻法";左侧耳疾,以健脾补肾、温阳通窍为主,针刺手法"补法"。

(1)补法:手大指按压穴位,稍等片刻后再松开,使患者神气定下。局部皮肤消毒后,再次按压穴位,欲令患者气血得以宜散,并能专心致志、集中精神配合医生,从而达到心针相通。古代医者针灸前,还会随心念三遍咒语:"五帝上真,六甲玄灵。"再进行针刺。针刺时要趁患者呼气时或令患者咳嗽时进针,用快速进针法将针刺入皮下组织(天部),少停,针直入深部(地部),左捻九,右捻六,得气后患者会感觉到麻、胀、沉等针感,留针 15～20 分钟不等。

首次醒针,令患者吸气三口回针,一捻一放,提出中部(人部),令患者呼气三口进针,三进一退,左捻九,右捻六,得气后留针 15 ~ 20 分钟不等。

再次醒针,令患者吸气两口回针,一捻一放,提出浅部(天部),左捻九,右捻六,得气后留针 15 ~ 20 分钟不等。

最后出针,令患者吸气回针,一捻一放提出皮外,再用棉棒重按针孔左转片刻。

这种疗法自觉针下热,先补后泻,泻中有补,阴中有阳,阳中有阴,补泻兼顾,平秘阴阳,疏通经络,随其疾病之虚实、寒热,其邪气自除,真气自补。

(2)泻法:医者,手大指按压穴位,稍等片刻再松开,使患者神气定下。局部皮肤消毒后,再次按压穴位,欲令气血得以宣散,并能专心致志、集中精神配合医生,从而达到心针相通。古代医者针灸前,还会随心念三遍咒语:"帝扶天形,护命成灵。"针刺时要趁患者吸气时或令患者咳嗽时进针,用快速进针法将针刺入皮下组织(天部),少停,针直入深部(地部),右捻六撅六,得气后,患者会出现麻、胀、沉等针感,留针 15 ~ 20 分钟不等。

首次醒针,令患者呼气三口回针,一捻一放,提出中部(人部),令患者吸气三口进针,三退一进,右捻六撅六,得气后留针 15 ~ 20 分钟不等。

再次醒针,令患者呼气两口回针,一捻一放,提出浅部(天部),右捻六撅六,得气后留针 15 ~ 20 分钟不等。

最后出针,令患者呼气回针,一捻一放提出皮外,用棉棒轻按压针孔右转片刻。

这种疗法自觉针下凉,先泻后补,补中有泻,阳中有阴,阴中有阳,补泻兼顾,有调虚实、和气血、调理脏腑、扶正祛邪等功效。

2.针刺时间 根据阴阳理论,针刺的最佳时间是在上午。这个时间段,患者体内外环境都比较安静,气血经脉所受干扰较少。针刺之前,令患者稍作休息,使气血平静,呼吸均匀,尽量不让患者受到外界环境的干扰而产生情绪波动。

3.同穴不同手法 患者体质强弱的不同,同一个穴位,采用针刺手法也不一样。体型壮大,肌肉厚实,则可深刺。形体矮小,肌肉浅薄,则可浅刺。凡肥人内虚,要先补后泻。瘦人内实,要先泻后补。补虚泻实,手法可分轻重两种:一种是弱刺手法,主要用于补的作用,多用于小儿、妇女或年老体弱及虚证患者。另一种是强刺手法,主要用于青壮年及体格健壮的实证患者。

4.同病不同治法 相同的病,可采用不相同的穴位进行治疗,并可以根据年龄段的不同分成三组。

(1)幼年少年组:百会、耳门、哑门、翳风、合谷、通里、廉泉,要平补平泻。

(2)年轻体壮组:听宫、翳风、后溪、外关、大椎、阳陵泉、太冲、侠溪、隐白、三阴交,要先补后泻,用于实证。

(3)老年体弱组:听会、翳风、风池、合谷、肾俞、足三里、中渚、太溪、照海、神门、申脉,要先泻后补,用于虚证。

5.针刺手法 针刺手法可分直刺、斜刺、平刺三种手法,见前文内容。

6.治疗原则 先针耳部穴位,后针四指部穴位,以透穴为主,如耳门穴透听宫穴、合谷穴患侧透劳宫穴、后溪穴健侧透劳宫穴、外关穴透内关穴。聋哑患者,先治聋、后治哑,每日一次,十次为一疗程,休息 1 ~ 3 天,根据情况灵活应用。

三、八卦疗法

该疗法可分天、地、人三部。患者面南背北盘坐床上，自我搓热手掌心劳宫穴（属心包经），用左手掌心按搓头顶百会穴（属督脉经）向右转60圈，用右手掌心按搓头顶百会穴向左转60圈（天部），再用左右手掌心的劳宫穴按搓左右脚心涌泉穴（属肾经）各60圈（地部）。然后，用左右手掌心的劳宫穴按搓腰部肾俞穴和命门穴各60圈（人部），温补肾阳，随后静坐片刻，双目轻闭，凝神定息，舌舐上颚，双手放在双腿膝盖上，以腰为中心，慢慢地向左摇晃身体60圈，再慢慢向右摇晃身体60圈（60为一周，有阴有阳、阴阳互补），意念存想黑紫色或幽静平淡的事情，呼吸要深长，以达下焦丹田部位（属任脉经）。一日两次，早5~7点，丁未时（属心经），晚21~23点癸亥时（属肾经），心肾相交能补肾气。面南背北，北方属水，肾主水，能疏通人体气机，气机通畅，督任通畅，耳疾自除（图5-11）。

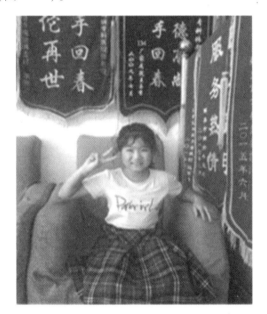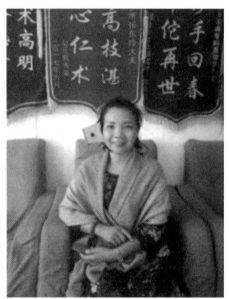

图5-11　张氏耳病针灸疗法针、灸现场

四、体会

健脾补肾、补气活血是治疗耳部疾病的重要治则，它运用广泛、适应证多，不仅治疗耳部疾病，还具有独特的强身治疗作用。对一些脾肾两虚的慢性耳病效果尤为卓著。在治疗慢性耳病中，脾肾虚损是常见的耳病之一。因脾为后天之本，气血生化之源，肾为先天之本，藏真阴寓元阳，两者为人生命活动的根本所在。所以在病程较久的慢性耳部疾病中，常会出现脾肾两脏虚损，引起全身衰弱。可见健脾补肾、补气活血是治疗耳部疾病的重要治则，而且也能改善整个机体状况，提高抗病能力，同时还是祛病延年、防止衰老的一种有效措施。

治疗耳部疾病,健脾补肾、补气活血在针灸治疗的具体运用上,必须遵循辨证论治的原则,并采用恰当的手段,脾肾虚损引起的耳病有多种类型,但病位以脾肾为中心,病机以虚损为主要变化,所以针灸调补当根据循经取穴的原则,选取脾肾两经具有调补作用的一些穴位,如太溪、三阴交等。同时需要辨别虚证和实证,实证取手少阳、足少阳经为主,清肝泻火,疏通耳窍,用泻法。手、足少阳两经经脉均入于耳中,因此取手少阳之中渚、翳风,足少阳之听会、侠溪,疏通少阳经络,清肝泻火。听宫为手太阳与手足少阳经交会穴,气通耳内,加强疏通耳窍作用。虚证取足少阴经为主,益肾养窍,用补法。肾开窍于耳,肾气和肾经的充足是耳之听聪的基础,耳鸣、耳聋之虚证责之于肾,太溪、照海可补益肾精、肾气。耳门、听宫翳风为局部选穴,可疏通耳部经络气血。根据远道取穴和局部取穴,远道取穴适当选取相应的背俞穴及部分督脉经穴和任脉经穴,以补气血、调阴阳为主。局部取穴以疏通经络、扶正祛邪为主。实践证明,百会、后溪、太溪、足三里、三阴交等穴,是健脾补肾、补气活血治疗耳部疾病的主要穴位。百会穴属督脉,奇经八脉,可调节全身阳经经气。后溪穴属手太阳小肠经腧穴,八脉交会穴,通于督脉。太溪为足少阴肾之原穴,能补肾滋阴、益精固本,有培补先天之功。足三里为胃之合穴,脾胃相表里,根据脏腑相关理论,补胃即可健脾,而健脾还可有助于补肾,所以足三里是针灸治疗学中的一个重要补养穴位。它具有良好的强壮作用和培补后天的功能。三阴交为肝脾肾三阴经交会穴,有健脾补肾滋肝之功。五者配合,治疗耳病可共奏补脾滋肾益气养阴通阳之效。针对病邪的不同类型,选用适当穴位,采用相应的手法,以祛除病邪,以共奏扶正祛邪之效,均用明辨审察,随机应变,灵活运用,定能提高疗效。

切记,男左女右耳,男性左耳为血,右耳为气。女性右耳为血,左耳为气。春,人气在左,不刺左足之阳。夏,人气在右,不刺右足之阳。秋,人气在右,不刺右足之阴。冬,人气在左,不刺左足之阴。阴天下雨不扎针,阴天治疗三次,不如晴天治疗一次。

技术操作遵循辨证论治的原则"补泻虚实""上病下治、左病右治""阳日阳时针左转,先取阳经腑病看,阴日阴时针右转,先取阴经脏病痊。"首先针刺耳部穴位,再针刺四肢健侧穴位,将针刺入一定深度后,给予相应的手法,得气出现麻、胀、沉等针感,留针15～20分钟,行针一次,留针一个小时,每日一次,十次为一疗程。

第四节　存续状况

张氏治耳病针灸疗法,自明代洪武年间传承下来的秘方,经过跌宕起伏的传承历史,沿袭至今十九代600余年。经历了社会沧桑巨变。新中国成立后,毛泽东十分重视继承发扬祖国医学遗产,制定了中医政策,并采取了一系列措施发展中医事业,应用针灸治病,使针灸医学重获新生,并在解放军部队、地方卫生机构中广泛采用针灸治耳鸣、耳聋、聋哑,治愈了无数例耳病及聋哑人,当时张氏治耳病针灸疗法也为耳病聋哑患者做出了巨大贡献,培养出无数的学生。张氏家族祖祖辈辈都是中医针灸治病,使数千万计耳病患者走出了无声世界。

目前,该项目经营不如从前,原因是近年来疫情反复受到明显的困扰,发展区域相对受限,传承人才欠缺,再加上西医西药的冲击,传统中医药文化和民间医药文化日趋薄弱,中医讲究灵活运用,有些人没有足够了解中医的传承文化,对中医中药针灸的科学价值缺少认识,误认为中医没有西医发展好,越来越多的人学习西医,而忘记祖先遗留下的瑰宝中医针灸。

很多耳病患者在患病时,首先想到的是西医的治疗,往往忽略了我们国家的瑰宝——中医针灸,特别是突发性耳聋,西医西药没有很好的治疗办法,而延误了最佳治疗时期,造成永久性耳聋,又称"不死的癌症"。如何去改变患者就医的观念,也是我们面前的难题,随着社会的进步,中医传统技术和科学理论都会显现出它的优势。中华民族几千年都是通过中医治疗疾病,特别是经过抗击非典、新冠肺炎感染等重大传染病之后,对中医的作用有了更深的认识。传统医药是优秀传统文化的重要载体,在促进文明互鉴、维护人民健康等方面发挥着重要作用。中医药是其中的杰出代表,以其在疾病预防、治疗、康复等方面的独特优势受到许多国家民众广泛认可,中医药学包含着中华民族几千年的健康养生理念及其实践经验,是中华文明的一个瑰宝,凝聚着中国人民和中华民族的博大智慧。

还有一部分人通过西医治疗效果不佳,想找中医针灸治疗,但是并不知道哪里治疗耳病的效果好,这也是一个问题,要想解决这些问题,需要口碑宣传,更需要政府对张氏耳病针灸疗法的重视与宣传;项目保护单位积极开展活动进行宣传,让人们广为人知;同时我们自己作为传承人,也得对该项目做好宣传、保护与发展,为我们国家的医药文化添砖加瓦。让耳病患者不走冤枉路、不花冤枉钱,让中医国粹为广大耳病患者造福。

近年来,党中央、国务院高度重视中医药文化的建设,推动中医药文化创新性发展,中医是中华文明的瑰宝,是优秀传统文化的代表。"传统医药文化是传统文化中的精华,是非物质文化遗产的重要组成部分。"省文化和旅游厅非物质文化遗产处处长张松涛说,习近平总书记高度重视中医药文化、非物质文化遗产的传承创新发展,令我们非物质文化遗产工作者倍感振奋。

2010年,张氏耳病针灸疗法被列入新乡市非物质文化遗产项目保护名录,由于政府的重视、媒体的宣传,加上新乡市非物质文化遗产中心和新乡市旅游局支持,使张氏耳病针灸疗法快步走向更广阔的世界,也更好地使张氏耳病针灸疗法在治疗耳病方面发挥更大的空间,让更多的民众免受耳疾病之痛苦。

第五节　重要价值

张氏耳病针灸疗法,通过在家传的基础上苦心钻研,汇集百家之专长,在近百年的医疗实践中不断改进、创新,不断完善,反复研究出治疗耳病的有效药物和穴位及手法,配合针刺、艾灸、拔罐、穴位放血等方法，多方位综合治疗耳病，直接消除耳聋、耳鸣的病根，从基础理论研究到临床实践，已经形成了针刺配穴缜密、中药配方独特，理论体系比较完整，治疗迅速彻底的独特治疗方法，具有较高的医疗价值、文化价值、科学价值、历史价值。目前，张氏后人已总结有36个特色方剂，配合家传的五行针刺疗法、中药疗法、艾灸疗法、刺血疗法、拔罐疗法、鼓耳疗法、塞耳药疗法、滴耳药疗法、吹耳药疗法、八卦疗法，十大疗法为一体，十者合一，结合自己的科研新成果，综合治疗耳病的有效方法。突出张氏诊断治疗耳病特色和提、插、捻、转等不同手法，形成了自己独特的、比较完善治疗耳病的一套疗法。

遵循中医药发展规律，传承精华，守正创新，加快推进中医药现代化、产业化发展，深入发掘中医药宝库中的精华，充分发挥中医药的独特优势，发挥中医药防病治病的独特优势和作用，推动中医药健康养生文化的创新性发展。切实把祖先留给我们的宝贵财富继承好、发展好、利用好，培养了一个又一个的中医针灸治疗耳病的特色人才，打造一支高水平的中医针灸治疗耳病队伍，体现了传统医药非物质文化遗产传承人的责任与担当，使张氏耳病针灸疗法发扬光大，造福广大耳病患者。

1. 历史文化价值　张氏耳病针灸疗法起源于明洪武年间，是中华文明的瑰宝，是优秀传统文化的代表，是传统中医药文化的精髓，也是中国悠久中医药文化的重要组成部分和珍贵文化遗产，具有重要的历史文化价值、使用价值、独特的医疗价值和高效的实用价值，这种创新不仅可以治病，还可以防病、美容、抗衰老、延年益寿；并深入挖掘了中华民族医学文化精神和价值，充分体现了张氏耳病疗法的特色传承和自强不息的奋斗精神，更有博大精深的中华民族文化缩影。

2. 科学医疗价值　张氏耳病针灸疗法，是该项目的一代代传承人在长期的医疗实践中总结先祖遗留的中医针灸治疗耳病的疗法，结合自身针灸治疗耳病经验，配穴独特，技艺精湛，形成一套比较完善的中医针灸治疗耳病方法，弘扬祖国医学文化，传播医学文化，从毕生所学所悟，收集整理撰写了《国医耳病宝典》《张氏耳病针灸疗法》及多部研究耳病及治疗耳病临床实用的专著，有丰富的医学文化价值，符合中医治疗医理，具有较高的科学价值和医疗价值。

3. 经济价值和社会价值　张氏耳病针灸疗法，能够以较小的经济代价，减轻患者的痛苦，治好耳病患者的疾痛，患者可以用极其低廉的价格享用到最大的实惠。传承和弘扬中医文化，造福百姓，使中医药文化成为群众促进健康的文化自觉。近年来张氏耳病针灸疗法抗洪救灾，抗击疫情，为广大人民群众健康发挥了重要作用，做出了巨大的贡献。

第六节　传承与发展

中医药非物质文化遗产是中华文明宝库的精华，是中华优秀传统文化的重要载体，是非物质文化的优秀代表，为中华民族繁衍昌盛做出了巨大贡献，对世界文明进步产生积极影响。习近平总书记指出中医药学是中国古代科学的瑰宝,也是打开中华文明宝库的钥匙,要培养好传承人,一代代接下来传下去,传承好,保护好,发展好,利用好。

张氏中医世家所独创的治耳秘方,是明代洪武年间传承下来的,经过跌宕起伏的传承历史沿袭至今十九代 600 余年。道光年间,张氏第十四世传承人张修桐在治疗耳病药物研究方面倾注了大量的心血,形成了张氏耳病针灸疗法,是张氏家族传承下来的宝贵秘籍,而且明确规定,传男不传女,只能单传,要求 3 岁以前的男丁必须在自己身上练习针灸手法,"背汤头歌、针灸歌、药性赋",要学会针法的精妙之处,是必须熟练掌握所有的针法基础才能入门,对没有耐心学的人,宁可失传,绝不轻传。张氏耳病针灸疗法,是老一辈在前人研究成果的基础上,研究出来的独特秘方,坚守不易。是张氏家族世世代代的祖先耗费心血、薪火相传才维持到现在的,也是一门经验医学,总结出来的一些临床经典绝技,由于都是从临床实践中摸索出来,并反复验证过的传承方子,不可轻易传授,以免影响声誉。包括入室弟子也不传授,避免流传于外,只能凭张氏的后人,口口相传。不仅治疗耳病疗效独特,治疗颈肩腰腿痛、脑瘫、偏瘫、半身不遂也有很好的效果,此疗法在北京中国中医研究院受到特色医药合作中心、中华高新知识产权组委会的肯定,使用价值很高,更是中医瑰宝中的精华。

首先通过《黄帝内经》《神农本草经》《伤寒论》等中医经典阐述,然后又通过无数的著名老中医传承,在充分传承的基础上,同时创新研究共创疗法,张氏家族医生,不仅医术高明,世代出名医,世世代代都在坚持用自然中草药治病,医者仁心,致敬生命的守护者。

中医药学是具有中国特色的药学,用现代科学最前沿的整体性生命演化科学理论解读传统中医理论,建立全新的自然生命科学体系,对实现医学和生命科学产生超越性的创新发展,具有现实意义和历史意义,为保障全人类的生命健康发挥了巨大的作用,凝聚着中华民族强大的生命力与创造力,是中华民族智慧的结晶,也是全人类文明的瑰宝,是中华中医耳病治疗里极其珍贵和不可多得的秘法良药,具有独特的医疗价值和高效的实用价值。

河南省非物质文化遗产保护项目"张氏耳病针灸疗法"代表性传承人张成礼,不仅医术高明,更有一颗仁慈善良的心,无论工作再忙、诊治任务再繁重,都会尽可能抽出时间亲自到聋哑学校及养老院免费做专业耳科检查,其次按照上级安排参加新乡市人民政府举办的全国爱耳日、助残日及非遗日宣传展示活动。积极参与社会公益活动,学雷锋、献爱心、关爱老人、关爱残疾人,并且多次举办开展非物质文化遗产相关培训、展览、讲座、学术交流、公益义诊活动及耳病健康知识讲座活动,尽自己最大的力量去帮助患者,回馈社会,希望耳病患者可以用极其低廉的价格享用到最大的实惠。特色鲜明,内涵丰富,理论系统技术领先而驰名中外,成为中医耳病领域的标杆,为"张氏耳病针灸疗法"学术、传承、人才培养、推动应用做出重大贡献,以患者疗效为目标,以人民群众的健康保驾护航。

张成礼的事迹被《健康报》《中国商报》《生活文摘报》《新乡日报》《平原晚报》《新乡电视台》《河南电视台》《大河报》《国医网》《央视网》《中华文教网》《中华医药》《中国新闻》《国际财经》《今日头条》《话说新乡》《河南网》《朝闻天下》等专题报道。

张成礼发表关于针灸治疗耳病的医学文章被《中华名医专家创新大典》《中华名医高

新诊疗通鉴》《共和国名医专家大典》收录,并授予中国医药杰出贡献、科技贡献一等奖、中华名医专家世纪高新金杯奖一等奖、共和国名医专家成就金奖。

张成礼除了学术研究外,不忘回报社会,多次举办公益义诊、公益讲座,进社区、进校园、进敬老院义务普及耳病健康知识,为耳病患者提供免费义诊活动,义务救治失聪儿童。他还经常参加许多公益行活动,如对疫情、抗洪救灾、地震灾区捐款捐物,救济灾民,服务社会。

2018年张成礼撰写的《张氏耳病针灸疗法》,全国新华书店销售,定价为58.8元,是一部专治耳病的实用专著,记载了张氏先祖在明朝洪武年间所独创的中医治耳秘方,经过跌宕起伏的传承历史沿袭至今600余年,口传心授,独一无二,传男不传女,治疗耳病一绝,从不外传的绝世珍宝,在医古教材内罕见的经典绝技,就连传承的古籍书中也不曾记载,只能凭张氏的后人,口口相传。张氏耳病针灸疗法传承人张成礼把将要失传的中国古老文化、江湖文化、民俗文化、医学文化、艺术文化、生活文化及经典绝技收集整理成册,这种经典绝技,使用价值很高,具有独特的医疗价值和高效的实用价值。书后面有视频,可以免费观看,由河南省电视台新闻频道对耳病专科的专访,也由新乡市电视台对张氏耳病疗法的专题报道。有人曾问,这么好的书,为什么不要钱,要免费赠送给大家呢,张成礼说:一为医者仁心,希望所有耳病患者通过书籍能对自己的疾病有一定的认知,不再盲目就医;二为通过书籍可以学到一些自我治疗的办法,病情轻的情况下可以自我处理,避免患者花冤枉钱;三为耳病专科作为河南省非物质文化遗产医药类重点保护项目,也是河南省独此一家专业治疗耳病的专科,张氏耳病针灸疗法被列入河南省非物质文化遗产保护项目名录,要继承及宣传中医文化及非物质文化遗产。张成礼被命名为河南省非物质文化遗产保护项目"张氏耳病针灸疗法"代表性保护项目传承人。在河南省人民政府、河南省文化局、河南省旅游局、新乡市文化馆、牧野区文化馆的支持和帮助,积极发挥中医药治病防病的独特优势和作用,把祖先留给我们的中医药宝贵财富更好地传承和发展,更为了大家的耳部康复,身体健康,所以免费赠书给需要的人。赠书对维护人民健康,促进中国特色卫生健康事业做出了贡献,对振兴中华、造福耳病患者方面发挥了重要的作用。

不夸张地说,近年来治疗全国各省市地区的耳病患者,几乎都能药到病除,医好的患者不计其数,以精湛的医术赢得了耳病患者的好评。为了广大耳病患者达到有效的治疗,并且定期举办讲座、传习、展示、展演活动,全心全意为患者服务,兢兢业业治病救人,年收治病例5 000多人次,无医疗纠纷及差错发生,积极参与开展新技术、新业务,解决急慢性耳病患者的痛苦,做好不忘初心、牢记使命,为实现民族伟大复兴"中国梦"而努力奋斗的永恒精神丰碑。传承与创新,弘扬中华医药文化,发掘中医药价值,激发潜在能力,肩负起"健康中国"社会责任。振兴中医,发展中国针灸,传承张氏耳病针灸疗法,壮大成为特色耳病专科医院,中医药是中华民族的瑰宝,针灸是祖国的国粹,我们一定要继承好、发展好、利用好、保护好、传承好,让"张氏耳病针灸疗法"走向世界,为中国特色卫生健康事业做出新贡献(图5-12~图5-19)。

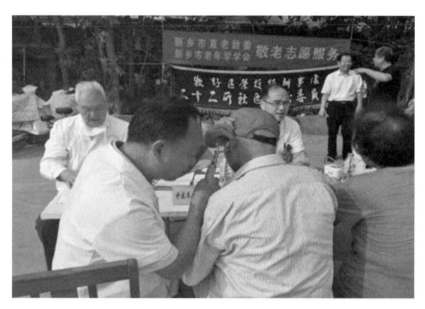

图5-12　张成礼亲自为二十二所老干部及居民免费义诊

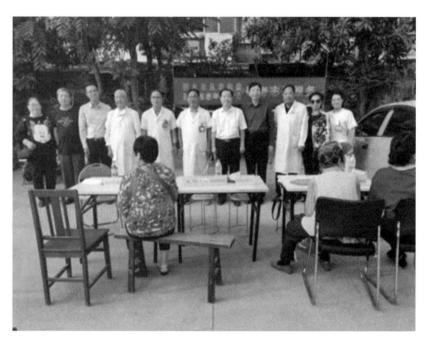

图5-13　张成礼亲自参加新乡市老年学会敬老志愿服务义诊活动

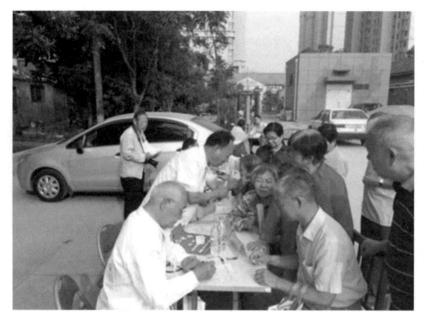

图5-14　张成礼亲自为社区居民进行耳病义诊

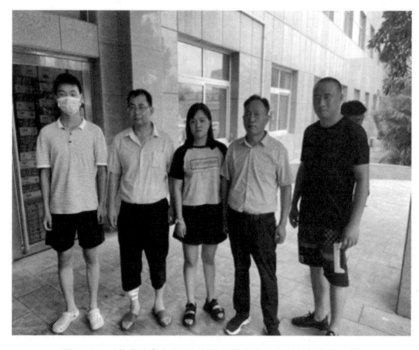

图5-15　张成礼参加抗洪救灾捐款捐物与王村镇镇长合影

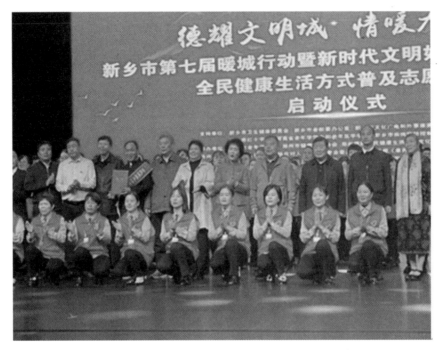

图 5-16　特聘张成礼为新乡市老年学学会医养健康专业委员会专家团顾问颁授证书及获奖

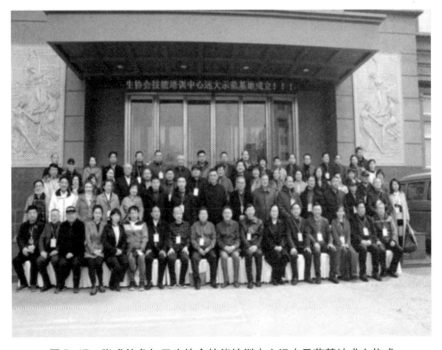

图 5-17　张成礼参加卫生协会技能培训中心远大示范基地成立仪式

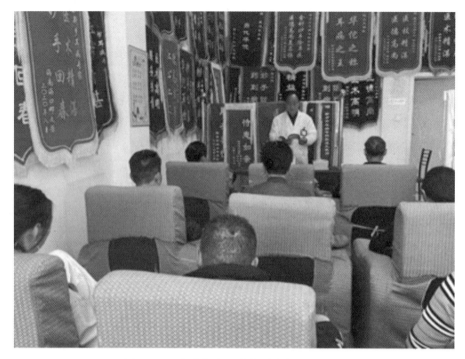

图 5-18 张成礼在耳病专科举办非遗培训

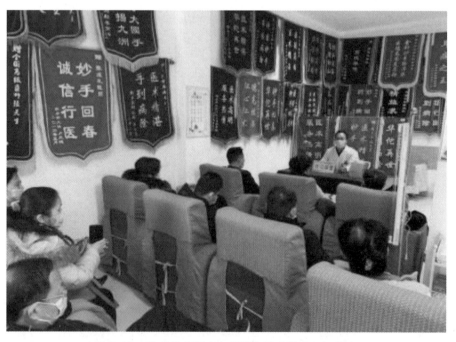

图 5-19 张成礼在耳病专科举办耳病健康知识讲座

第七章

耳病的保健及预防

　　耳朵是人重要的感知器官,也是一个较为脆弱的人体器官,常常会因为太常用而被大家忽略,从而在不知不觉中做了很多损害耳朵的小事情。在平时的生活中,一不小心,耳朵也会出现"状况",如突发性耳聋、中耳炎等,影响到人们的正常生活。爱耳护耳就要多了解一些常见耳病的预防。作者根据自身的临床经验,并吸取国内外耳科研究的新成果,对耳朵的预防保健措施作了简明扼要、通俗易懂的叙述。带领大家了解自己的耳朵,以及如何做好耳朵保健。

第一节　耳朵保健

　　按摩是以中医理论为指导,依据辨证论治原则进行的,对很多疾病都有较好疗效,是一种简便易行的方法,其应用范围极为广泛,从古至今一直是中华民族强身保健、防病治病、益寿延年的常用方法,具有"灵验、方便、廉价"的特点,不受设备、环境等条件限制,不用针、不用药,即能达到祛病强身的目的。

　　中国古代保养耳朵的方法有多种,心肾相交法,就是通过让心火与肾水关系相协调的方法来让人体的阴阳气机协调,以达到养生的目的。心肾相交法顾名思义,需要心肾相通。耳朵里面的孔窍是肾气的代表;心主要是用到心包经上的劳宫穴,该穴代表心。我们手臂靠身体的里侧正中线走的是心包经,中指的指尖就是心包经的井穴。我们将手轻轻半拳握的时候,中指指甲井穴所指的手掌的部位就是劳宫穴。耳朵里面有一个道教养生的要穴——听闻穴,它是不可以用针刺的。

　　在健耳防聋方面,我们的祖先留下了很多宝贵的推拿按摩方法,现将古今耳部防聋助听按摩方法收录如下。

　　1.按摩听闻穴　按摩耳朵里的听闻穴,中指的指尖是心包经的井穴,属于心,耳朵眼属于肾。首先,掌心向后,然后用中指插进耳朵孔里,塞进以后,手指在里面转180度,让掌心向前,然后让手指轻轻地在里边蠕动,要注意,不要使劲地杵,而是轻轻地蠕动,就像小虫子一样在里面轻轻地动,按摩1~3分钟,突然将手指向前外猛地拔出来,最好能听见响。这就是完整的按摩听闻穴的方法。如果你的手指插进耳道,觉得指尖有一种黏着感,有听力的话,这是湿气太盛的一种感觉,按摩以后,猛地将手指拔出来即可。

2.鸣天鼓 我们的手心是心包经的劳宫穴,我们的耳孔有一个肾经的穴位叫听闻穴,我们的后脑勺叫天鼓。具体做法是:先用我们的手掌心,即用劳宫穴贴住耳孔,把整个手搭在后脑勺上,将示指放在中指上然后往下一弹,产生弹击的力量,使劲压住听闻穴,听到"咚咚"声,就跟敲天鼓一样,然后突然放松,耳朵就会有一种特别清爽的感觉。不可过强,敲1~3分钟,经常轻轻敲打能防治头痛、头晕、失眠、脖子痛、眼睛红痛、流泪、鼻出血、耳聋、耳鸣、脑鸣、中风、口眼歪斜等。

3.手心搓脚心 我们千万不要小瞧了这个方法,这里面融汇了很深的中医道理。

我们的手心是心包经的劳宫穴,我们的脚心有一个肾经的穴位叫涌泉穴,我们可以平时没事的时候坐在床上,左、右手交叉,用掌心搓脚心,或者用手心拍打脚心,这样做有助于发挥肾的收藏功能,把气往下引,把上面的虚火拽下来,这样气就不会壅在上面,病自然就好了,并且有利于我们疏通人体的气机,气机顺了,经脉通了,当然身体、耳朵就健康了。这样做不仅预治耳聋、耳鸣,有助于改善睡眠,对肾虚、头晕目眩、高血压、心脑血管患者也非常有好处。

4.按摩耳门穴 位于耳屏上切迹的前方,下颌骨髁状突的后方,取穴时手指置于耳屏上方,轻轻按压有一浅凹处,张口时浅凹更明显,即为此穴。耳门属手少阳三焦经,从耳后入耳中,出耳前,具有开窍聪耳、泻热活络的作用。此穴是治疗耳部疾病的经验穴,如耳聋、耳鸣、中耳炎、牙痛、下颌关节炎、口周肌肉痉挛等。每日2次,每次1~3分钟。

5.按摩听宫穴 耳屏前面有3个穴,耳门、听宫、听会,耳门是耳屏的上缘,跟下颌髁状突后缘的曲线,听宫在耳屏的中间点,耳屏尖的前面,跟下颌髁状突凹陷之间。听宫穴要张口取,当我们张口的时候,下颌髁状突是往前移动的,就形成了凹陷。听会穴位于耳屏间切迹前,下颌骨髁状突后缘,张口时凹陷更明显,按压有酸胀感,即为本穴。治疗耳鸣、耳聋或聤耳(化脓性中耳炎)等耳部的疾患,同时可以治疗牙痛、下颌关节炎等病。耳鸣、耳聋可上下按揉耳门、听宫、听会三穴。每日2次,每次1~3分钟,有益聪利耳、通经活络的功效。

6.按摩听会穴 位于耳屏间切迹前,下颌骨髁状突后缘,张口时凹陷更明显,按压有酸胀感,即为本穴。听会属足少阳胆经,从耳后入耳中,出耳前。按揉听会穴,力量稍大,以感觉有些胀痛为佳,按摩听会穴,具有治耳鸣、耳聋、齿痛、口眼歪斜、中耳炎、腮腺炎、下颌关节炎、头痛、面痛等功效。每日2次,每次1~3分钟。

7.按摩中渚穴 在手背部4、5掌骨小头后缘之间凹陷中,中渚穴是手少阳三焦经的腧穴,治疗耳鸣、耳聋的主要穴位,还可以治疗头面、五官的疾患如口苦、咽干、头晕、目眩等。偏头痛以及颈部、肩部、背部的疼痛,颈椎病、肩周炎等。每日2次,每次1~3分钟。

8.按摩外关穴 位于手腕背横纹上2寸,尺骨与桡骨正中间,为手少阳三焦经的络穴,八脉交会穴(通于阳维脉),治疗:①热病;②头痛、目赤肿痛、耳鸣、耳聋等头面五官病证;③瘰疬;④胁肋痛;⑤上肢痿痹不遂。

9.按摩翳风穴位　于颈部,耳垂后方,乳突前下方与下颌角之间的凹陷中。翳风穴属手少阳三焦经,具有聪耳通窍、舒经活络的功效。治疗耳鸣、耳聋等耳疾;也可以治疗口眼歪斜、面风、牙关紧闭、颊肿等面、口病症。

10.按摩太溪穴位　于足内踝高点与跟腱后缘连线的中点凹陷处,是足少阴肾经的原穴,是肾经经气最充足的地方,能够激发肾经动力,维持肾脏活动,提高肾功能,是肾脏的大补之穴,能够滋肾养阴,补精填髓,对治疗肾虚的腰膝酸软、耳鸣、耳聋跟脚乏力,包括尿频、尿急、夜尿失禁,这些肾虚的疾患都有一定的治疗效果。还可以治疗头痛、咽喉肿痛、气喘、老年性耳聋、支气管炎、肾炎、膀胱炎、遗精等疾病。

11.咽鼓管自行吹张法　操作前于鼻腔内滴入1%麻黄素生理盐水,清除鼻涕,先吸一口气,然后用拇、示二指捏住两侧鼻孔,张口吸气后屏气,促使气体自鼻腔进入鼻咽部达耳咽管,闭口鼓腮如吹喇叭状,用力将气呼出以增加鼻咽部的气压,将空气通过阻塞之咽鼓管压入中耳,此时患者可以听到空气进入中耳的声音,以达到通气目的,并可反复多次。常见于治疗耳闭引起的耳鸣、重听、耳膜内陷、咽鼓管堵塞等,但在上呼吸道感染、脓鼻涕增多时忌用,以免将分泌物吹入中耳,引起中耳炎症。每日操作1~2次,每次1~3分钟。

12.耳膜按摩术　我们小指的指尖是心经和小肠的经井穴,心和小肠相表里,通于耳窍,小指尖属心,耳孔属于肾,心肾相交,通于耳。具体做法是:掌心向后,然后用小指插进耳朵孔里轻轻揉按随即用力拔出,或以两手掌按捺耳部,再骤然放开,最好能听见响。主要治疗耳聋、耳鸣、听力下降、突发性耳聋、暴聋、老年性耳鸣、耳聋、耳闭、耳膜内陷各种耳病等。每日操作1~2次,每次1~3分钟。

第二节　耳病的预防

耳病是常见病,主要病症有耳鸣、耳聋、耳闷、头晕、失眠、中耳炎、耳痒、耳痛、耳内流脓,不仅给患者造成痛苦,而且给家庭增加很大的负担,耳朵是人体的信息通道,也是经络的传导线,内属脏腑,外络肢节,运行气血,沟通表里,决生死,除百病。有的人不把耳鸣、耳聋当成病,能忍就忍不在乎,其实耳病比你想象严重得多。耳朵听不到声音就无法与亲朋好友交换信息,听不到汽车鸣笛声就易发交通事故。俗话说:十鸣九聋,十聋九呆。耳聋严重者可导致头晕失眠,心烦急躁,封闭自我、痴呆,精神崩溃,走向极端,诱发耳面瘫,嘴歪眼斜,西医称为"不死的癌症",中医认为耳朵与肾有密切相关,肾开窍于耳,耳为百病之首。当你发现耳鸣、耳聋的时候,说明你的五脏有问题了,你的精气神受损了,常言说,天有三宝日月星,地有三宝土水风,人有三宝精气神,当你的精气神受损了就会出现许多的并发症。

例如,有的人经常耳鸣、耳聋、头晕失眠、心烦急躁、精神不集中、视力模糊、头脑昏昏沉沉整天不舒服,脱发、白发、脸部皱纹增多,精神萎靡,容貌显老,高血压、颈椎病、腰椎病、供血不好等，小病不断，大病迁延难愈，寿命减短。还有的人经常出现耳鸣、耳聋，头晕失眠，咳嗽气喘，腰酸背痛，记忆力减退，丢三忘四，自己刚说过的话一转眼就忘了，自己刚锁上门走了几步，又觉得门没锁，上街买菜，忘了拿钱也忘了拿手机，看到熟人，却想不起叫什么名，提笔忘字，很熟的字却不知道怎么写，脸上皱纹多，比自己的实际年龄衰老的多。一位中学老师十年前就耳鸣，他认为自己还年轻，不误吃、不误喝，满不在乎，后来出现很多并发症，长期头晕失眠，浑身无力，脾气越来越暴躁。近几年来，头发白的很快，听力也明显下降，给别人说话听不清内容，经常"打岔"，感觉身体虚弱，记忆力及性功能减退，常感觉力不从心，疲劳，自觉少气懒言，稍微活动则心慌、气短、腰酸腿软，每天梳头时都发现脱发，经常失眠、耳鸣、耳聋，自己十分苦恼。经医院检查诊断为神经性耳鸣、耳聋及脑梗死，多方治疗均无明显效果，被宣判为不治之症，经过我专科治疗调理，耳鸣、耳聋都好了，身体也有劲了，精神也好了，看起来就像年轻了好几岁。

这是锦绣花园的一位耳鸣女患者，46岁，耳鸣困扰她整夜不能睡觉，面色㿠白没血色，一副病恹恹的样子，稍微运动就感觉累，对什么都提不起兴趣来，稍一运动就出现胸闷气短，经常喜欢躺着，稍微坐一会儿或站立一会儿就头晕气短、心慌、没力气、没精神，一咳嗽就尿裤，尿急，尿频，夜尿多，一晚上排尿好几次，特别是阴雨天气，说排尿就急的去，去得晚了一会就尿裤子。失眠，整夜不能睡觉，胡思乱想，翻来覆去，一晚上就睡三四个小时，小病不断，慢病缠身。脸部皱纹很多，精气神都很差，容貌看起来像60多岁，还有抑郁症，整天吃精神病医院的西药，病越来越重，自杀的心都有了，多法治疗效果不好，经过我专科治疗了一段时间后所有症状逐渐完全消失，朋友都说她好像变了一个人似的，红光满面，气色非常好，就连她自己也感觉脱胎换骨，干活有劲了，至今未发。

当你的五脏有问题了，你的精气神受损了，就会出现阴阳失调，什么是阴阳失调呢？就是有的人冬天怕冷，夏天怕热，动一动就出汗，正常人是全身出汗，你是半身出汗，有的人是左侧出汗，也有的人是右侧出汗，有的人是上身出汗，还有的人是下身出汗，有的人是前胸出汗，还有的人是后背出汗，有的人是满头出汗，你是半个头部出汗，就是局部出汗，说出汗就出汗，正常人出的汗就像水珠一样，是光亮的，是不粘手的，是咸味的，你出的汗像乳胶水一样，是乳白色的，是黏的，并且是有异味的。有这种病的同志就等于慢性自杀，疾病缠身，很难长寿，就会出现肾阳虚或肾阴虚。

什么是肾阳虚呢？黄帝内经《灵枢》篇记载：阳虚则阴病，阴虚则阳病。俗话说阳虚就是怕冷，有的人手脚冰凉，特别是腿、膝关节以下一晚上连被窝都暖不热，不到冬天就穿上厚厚的衣服，带着护膝。他们最怕腿受凉，别人吹空调舒服，你吹一会就受不了，别人喝凉水，你喝热水，有的人冰箱里的东西不能吃，吃一点凉拌菜或隔夜菜就拉肚，还有的人早晨起床必须排便，大便不成形，正常人一张手纸就够了，你得好几张，并且黏在马桶上很难冲，还有的人经常出现耳聋、耳鸣，头晕失眠，腰酸背痛，面色晦暗有瘀斑（特别是女同志面部有一片一片的瘀血斑，很难治愈）。还有的人面部长了一脸红疙瘩，有人说是青春痘，其实是疾病，轻者是面部头部，重者前胸后背都有，一年四季流脓流黄水，特别的痛苦。男性出现阳痿、早泄、遗精、滑精，有梦者叫梦遗，无梦者叫滑精，正常的男同志都在40～50分钟，可你不到10分钟就不行了。肾阳虚的女性会出现月经错后，痛经闭经，有血块或者子宫肌瘤，还有的女同志月经周期肚痛、腰痛，痛起来特别难受。还有的人串到哪里哪里痛:串到小肚,小肚痛;串到胃,胃胀、胃酸、胃痛;串到胸部,胸部胀痛;串到乳房,乳房胀痛;串到胳膊,胳膊痛;串到后背,后背痛;还有的人经常需要别人给他捶捶背、挠挠头感觉舒服,这就是有问题了;还有的人经常头痛,动不动就头痛;还有的人一咳嗽或打个喷嚏,腰就不能动了,快痛死了。面部晦暗,黑眼圈,就是阳虚外露的表象,非常危险,会诱发颈椎病、腰椎病、骨质增生,关节痛、关节变形或者痛风,骨关节坏死,别人活80岁身体健康,你年龄不大,就全身疾病,不是这个病,就是那个病,病越来越多,很难治愈,很难长寿。

什么是肾阴虚呢?长期阴虚的人更可怕,往往会导致更严重的后果,阴虚就是五心烦热,手心发热,足心发热,前胸发热,后背发热,梳头掉头发,白发脱发,有的人年龄不大,满头白发,还有的人早早头发就掉光了,有的人晚上睡觉经常把脚伸出外面,还有的人上山走路,还没走几步,心慌气喘,上气不接下气,满头大汗,一顿饭没吃完全身都是汗,上衣脱了还是顺背流汗,还有的人经常出现耳聋、耳鸣、头晕失眠、口干、口苦、口臭、口舌生疮,汗多、泪多、鼻涕多、咳嗽多、痰多、尿多、屁多等,有这种病不治疗,很难长寿,会诱发高血压、糖尿病、脑血栓、脑梗死、心脑血管疾病,重者要命,轻者偏瘫,半身不遂。男性出现性亢进、遗精、滑精。女性出现月经提前、性冷淡、分泌物少、房事快感减退、小便黄、大便干、面黄不正、心烦急躁、郁闷长出气、乳腺肿块、白带多。带分五种带,青白黑黄赤,也叫五种淋症,就是滴滴拉拉一直有,还有的女同志1个月来两次月经。面色苍白,颜色不正,就是阴虚外露的表现,非常危险,会诱发肝癌、肺癌、乳腺癌、淋巴癌、子宫癌等各种癌变,并且会诱发非常严重的耳鸣、耳聋等耳部疾病。干部局的一位耳聋患者平常身体特别好,每年体检身体都没毛病,就在去年夏天,给他母亲拌了几句嘴,有点生气,突然发现耳鸣,他认为是上火了,就不在乎,没过几天双耳突然听不到了,跑了好多医院好地方也没治疗,并且发现了头晕失眠,睡觉起床后发现枕头上都是头发,梳头时发现一把一把的头发脱落,胸闷气短、乳房胀痛,到医院做了个检查,患上了乳腺癌,手术也做了,治疗费就花了11万,病也没有治好,经过我走科治疗一段时间后,不但耳聋、耳鸣好了,其他病症都好了。高一的小雅同学,学习非常好,就在前一段,突然耳鸣、耳聋,多法治疗效果不好,经过我走科治疗一段时间后好了。还有新荣小区的一位突发性耳聋患者,夜晚睡前跟正常人一样,什么病都没有,第二天起床,突然耳聋、耳鸣耳闷,眩晕呕吐,天旋地转。在医院住院治疗1个月也没好,经过我专科治疗10天就痊愈了,眩晕呕吐等其他症状都好了,听力也正常了。我们治好很多这样的病例,数不胜数。

在此提醒大家,不要长期熬夜或长时间戴耳机,洗澡、洗头耳朵里面不要进水,更不要自己随心随意掏耳朵,要有良好的生活习惯。

第三节 中耳炎的预防

一、急性化脓性中耳炎的预防

（1）初期高热时，多饮开水。烧开水古称百沸汤或太和汤，《本草述》认为能"助阳气，行经络"。

（2）保持外耳道干净，但不能重拭重擦。

（3）睡眠时患耳应在下侧，同时注意不能受到压迫。

（4）如为小儿，在哺乳时，要采取适当的体位，即应竖抱而不能横抱。

（5）按时服药及换外用药，换药器具注意严密消毒。

（6）换药时应嘱患者侧卧或将头倾向一侧肩部，并牵引耳郭，成人的耳郭可向后上方牵引，儿童则向后下，然后滴入或纳入药物。

（7）忌进辛辣发物及酒类，患儿的乳母，也应忌以上诸物。

（8）冬天滴用的水剂，应加温一些，温度需与体温相接近，简便法：在滴药前10分钟，将药藏在贴身的衣服口袋里。

二、慢性化脓性中耳炎的预防

（1）患有本病者，可常服补中益气丸以补气固卫，预防感冒和急性发作。

（2）如患感冒、伤风、咳嗽、鼻炎等上呼吸道疾病，要积极治疗，切勿乱用外用药。

（3）平时擤涕时不能用力，禁止乱掏耳朵；注意加强营养，锻炼身体，以增强体质。

（4）注意防止水液侵入耳中，患者禁止游泳、潜水，同时洗澡尤其是沐浴、理发、雨中行走时也要特别注意保护外耳道，在婴儿期要注意防止其眼泪、鼻涕、口水等流入耳朵里。

（5）对婴儿要采用正确的哺乳姿势，即授乳时将婴儿取头高位授乳，切忌横位授乳。

（6）工作、生活、学习环境不宜温度过高。

三、鼓膜穿孔预防

（1）患有鼓膜穿孔者需特别注意：保持耳中干燥与洁净；禁止游泳及注意水渍侵入。

（2）在修复期要注意保持外耳道的洁净干燥；不要做剧烈运动及重体力劳动；注意预防伤风感冒，保持鼻腔呼吸通畅；不宜咀嚼硬的食物。

中医认为本病属于湿热内郁，上干清窍所致。湿热内郁，则气滞不行。故治疗之法，宜清热化痰，行气活血。先予清除，然后服药。

四、中耳炎对大脑的危害

中耳炎有化脓性与非化脓性两类,慢性化脓性中耳炎又有单纯型、胆脂瘤型和骨疡型3种。非化脓性和单纯性化脓性中耳炎一般来说还是比较安全的,不会发生严重的并发症。但胆脂瘤型和骨疡型两种可发生各种并发症,如果是颅内并发症就会对生命造成危害。

即使是后两种中耳炎,只要早期治疗,不发生颅内并发症,对大脑亦不会有危害。胆脂瘤型和骨疡型中耳炎之所以会发生并发症,是因为中耳的顶壁称为鼓室盖,鼓室仅借此薄骨壁与颅中窝大脑颞叶分隔,乳突后壁又借乙状窦骨板与小脑相近,这两种中耳炎具有侵蚀、破坏骨质的因素,一旦骨壁腐蚀,感染可经此进入颅内,引起脑膜外、脑膜、脑实质的炎症,局限形成脓肿。

常见的有大脑颞叶脓肿和小脑脓肿。这种并发症是很严重的,如不及时治疗,可因脑疝形成或脓肿破入脑室,引起脑室炎和暴发性弥漫性脑膜炎而死亡。现在由于医疗条件的改善,化脓性中耳炎获得早期治疗,这类并发症已大为减少,但在边远和农村地区仍有发生,不可等闲视之。

第四节　耳病的饮食指南

耳鸣、耳聋与饮食有关;因此欲避免耳鸣,得从生活预防保健着手。我们在日常生活中掌握合理和科学的饮食,注重心理和起居的调理,对防治耳鸣、耳聋具有十分重要的意义。

在饮食上,耳鸣患者也要注意取舍。咖啡因和酒精可使耳鸣症状加重。偏爱甜食者容易肥胖,患糖尿病概率高,容易产生和糖尿病有关的耳鸣。辛辣的调味品和辣的食品容易助长内火,损伤津液,加重炎症,使耳鸣加剧。而那些具有补肾清肝、活血通窍作用的食物可以在患者的调护中多多食用。耳鸣患者饮食宜富含营养,主食宜大米、小米、玉米、面粉、大豆、高粱等,副食宜牛肉、猪肉、鸭肉、鸡肉、牛奶、羊奶、鲫鱼、黄鱼、鲤鱼、带鱼、龟、鳖、泥鳅、鱼翅、豆腐、豆浆等。蔬菜宜多吃白菜、菠菜、芹菜、扁豆、西红柿、黄瓜、茄子、黄豆芽、绿豆芽、竹笋等。水果宜食苹果、橘子、李子、桃子、柿子、香蕉、西瓜、哈密瓜等。有些食品也可用以滋补肾精治疗耳鸣、耳聋,如胡桃肉、桂圆肉、黑芝麻等。

1. 多补充含蛋白质和维生素类　多饮牛奶,牛奶是营养丰富的食品,牛奶中的矿物质以碱性元素为主,所以牛奶是碱性食品,有调节人体酸碱平衡的作用。体内环境稳定是防病抗病的基础,也是抗疲劳、延缓衰老的基础。富含维生素 A、维生素 D、维生素 B_1、维生素 B_2、维生素 B_6、维生素 B_{12}、维生素 E 和胡萝卜素。牛奶中尤以维生素 A、维生素 D、维生素 B_2 含量高。这些维生素与钙的吸收利用,对改善血液循环和耳鸣、耳聋症状很有帮助。

2. 多补锌　锌是人体必需的 14 种微量元素中极为重要的一种,锌是人体不可或缺的微量元素之一,它与蛋白质、核酸、维生素 A 的合成以及某些酶的代谢息息相关,而且有研究表明,许多耳鸣患者都有不同程度的缺锌。因此专家建议多补充锌元素来有效预防耳鸣。耳蜗内锌的含量大大高于其他器官。而 60 岁以上的老年人耳蜗内锌的含量明显降低,影响耳蜗的功能而导致听力减退。英国学者研究资料表明,老年性耳聋的患者,血清中的锌浓度偏低者占 1/3,这些患者除耳聋外,味觉或嗅觉也不同程度受损。含锌丰富的食物有牛肉、猪肝、鸡、鸡肝、鸡蛋、各种海产品、苹果、橘子、核桃仁、黄瓜、西红柿、白菜、萝卜等。

3. 老年性耳聋患者　可适当多吃鱼类,尤其是青鱼。因为青鱼体内含有丰富的不饱和脂肪酸,它能够防治老年性耳聋。

4. 补充铁　可以扩张微血管软化红细胞,保证耳部的血液供应,可以有效地防止听力减退。大豆中铁和锌的含量较其他食物高很多。大豆中还含有大量的钙,补充耳蜗钙代谢不足,改善耳聋、耳鸣症状。因此,常吃豆制品,还有利于预防耳聋。

5. 要减少脂肪的摄入　大量摄入脂肪类食物,会使血脂增高,血液黏稠度增大,引起动脉硬化。内耳对供血障碍最敏感,出现血液循环障碍时会导致听神经营养缺乏,从而产生耳聋。因此,老年人每日脂肪总摄入量应控制在 40 克,应少吃各种动物内脏、肥肉、奶油、蛋黄、鱼子、油炸食物等富含脂肪的食物。

6. 多吃含铁丰富的食物　缺铁易使红细胞变硬,运输氧的能力降低,耳部养分供给不足,可使听觉细胞功能受损,导致听力下降。补铁,则能有效预防和延缓中老年人耳鸣、耳聋的发生。45 岁以上的人群不分男女,每天铁的摄入量不应少于 12 毫克。常用食品中紫菜含铁量较多,每百克紫菜含 46.8 毫克,虾皮 16.5 毫克,海蜇皮 17.6 毫克,黑芝麻 26.3 毫克,黄花菜 12.6 毫克,黑木耳 11.9 毫克,苋菜 10.5 毫克,香菜、木耳菜含铁量仅次于苋菜,豆制品平均含铁量占 4~6 毫克。

7. 多食含锌、镁的食物　60 岁以上的老年人耳蜗内锌的含量明显降低,影响耳蜗的功能而导致听力减退。应多吃含锌丰富的食物如鱼、牛肉、鸡肉、鸡蛋、黑米、鱼类、牡蛎、瘦肉、粗制面粉、洋葱、苹果、橘子、核桃仁、黄瓜、西红柿、白菜、萝卜以及各种海产品。

8. 补充含钙丰富的食物　如鲜奶、乳制品、豆制品、排骨汤、鸡蛋、鱼汤、水果、新鲜蔬菜和粗粮等。

9. 补充各种维生素　β 胡萝卜素和维生素 A、维生素 D、维生素 B_1、维生素 B_2、维生素 B_6、维生素 B_{12}、维生素 E。多吃绿叶蔬菜、白菜、南瓜、蛋黄、鱼肝油等食物。

10. 补益肝肾的食物　桂圆肉、枸杞子、大枣、小黑豆、鳖肉、动物肝脏、肾脏,如猪肝、羊肝、动物血(如猪血、羊血、鳖血)以及瘦肉。

以上各类食品在应用时,可以随机组方,代餐或佐餐。如黑米 50 克,芝麻 30 克,核桃仁 30 克,胡萝卜 50 克,桂圆肉 15 克,瘦肉 50 克,蛋黄 10 克共煎成粥,或加盐,或加糖调味而食之;又如菠菜 50 克,豆腐 100 克,海带 30 克,生菜 50 克,胡萝卜 50 克,排骨汤 150 克,做成汤菜以佐餐等。另外,在膳食调养时,还应注意忌饮浓茶,忌食或少食动物油、肥肉以及煎炸食品。

11. 常吃活血作用的食物　活血化瘀能扩张血管,改善血液黏稠度,有利于保持耳部小血管的正常微循环。可常食用黑木耳、韭菜,少量饮用红葡萄酒、黄酒等。

第五节　耳鸣、耳聋的防范措施

耳鸣、耳聋可发生于多种疾病,几乎任何耳疾的原因都可导致耳鸣、耳聋症状出现。也许仅由于一小片耵聍或耳屎接触到鼓膜而引起耳鸣、耳聋,但也可能是由于一个位于听神经的肿瘤而导致。其他如耳硬化症、耳毒性药物中毒、噪声等均可引起不同程度的耳鸣。另外,不好的生活习惯也会加重耳鸣、耳聋症状,比如长期夜里喝咖啡、饮酒、抽烟等都会引起耳鸣、耳聋。

发现耳鸣、耳聋,一定要找出原因,如果是生活习惯不当,像长期戴耳机,生活在噪声中,就要想办法改变和调整。如果是其他疾病引起,像高血压、糖尿病等,就要治疗耳鸣的原发病。如果是精神高度紧张或疲劳休息不好,则要调整自己的生活习惯,杜绝或减少耳鸣的发生。

一、耳鸣的危害

耳鸣的分类很多,主要有神经性耳鸣、药物中毒性耳鸣、传导性耳鸣、混合性耳鸣、化脓性中耳炎引起的耳鸣和长期噪声影响导致的耳鸣等。耳鸣并不可怕,关键选对方法找对医生,在耳鸣群体中,神经性耳鸣最普遍,这种症状一般是由于长期处于精神高度紧张或身体长期处于疲劳状态而引发,一只耳朵出问题,将影响另一只耳朵,两只耳朵有问题会导致头晕、失眠、抑郁、精神崩溃、痴呆。

耳鸣症状轻微或短暂时常不被重视,耳鸣严重时则对患者产生一定的危害。这种危害主要表现以下几个方面。

1.影响人的听力　耳鸣产生极烦闷的感觉,以至于精力不集中,听觉敏感度下降。此外,响度过高的耳鸣本身即可以扰乱人的听觉内容,因而势必影响人的听力导致耳聋。

2.烦躁及情绪波动　耳鸣患者由于耳内或颅内持续不断的鸣响,常被吵得心烦意乱,不得安宁,自制力减弱,自我调控能力下降,易产生心理障碍。

3.睡眠障碍　耳鸣可造成一定程度的睡眠障碍。但总的说来,耳鸣程度越重,越易引起入睡困难,而且在严重耳鸣患者中睡眠障碍的出现率有性别差异,一般是女性对于男性。

4.个性变化　耳鸣作为一类症状,可进一步引起心理冲突和心理矛盾,甚至形成一个强迫观念,改变了原有的个性,表现为喜欢离群独处,回避社交,沉默寡言,与病前判若两人。

5.悲伤和抑郁状态　耳鸣都有情绪低落、意志消沉、神经沮丧等症状,均属痛苦心理。导致最严重的心理障碍就是抑郁。经受了长期的耳鸣折磨,再加上忧虑、烦躁、失眠、性格变化等心理失调,使患者丧失战胜疾病的信心,不再积极求医,甚至与家中亲人及平日好友疏远,或情感淡漠,呆滞,少语,唉声叹气。患者事实上已感到再也无法忍受耳鸣及心理上的折磨,再也感受不到生活中的乐趣,因而产生厌世的心理倾向。此时,如不及时治疗,难免出现悲剧性的结局。

6.影响人的精神生活　从而使人产生悲观,烦闷的心情,而这种烦闷反过来又加重耳鸣症状。这种恶性循环作用的结果,使耳鸣患者的精神负担加重,常有恐惧、精神过度紧张等表现。

7.脑鸣障碍　耳鸣诱发脑鸣,可导致痴呆、抑郁、焦虑等自主神经功能失调,诱发高血压、脑缺氧、脑出血、严重者甚至可猝死。

一位大三学生小光,晚上睡觉经常耳鸣,有一段时间,他的 MP3 耳机坏了,不带耳机之后,他意外地发现,耳鸣的现象少了。还有一位来我专科诊治的患者,他是名出租车司机,耳鸣多年,经检查,听力已开始下降,这种症状一般是由于长期处于精神高度紧张或身体长期处于疲劳状态引发的耳鸣,像这样类似的耳鸣,如果没有引起重视,采取补救措施,有可能导致耳聋。

高一学生小雨,学习很努力,对自己的要求很高,每逢假期也主动加班学习,可是如此努力的她始终未进入过年级前列。今年寒假期间,由于开学后不久要进行月考,为了让自己有个好名次,她主动要求父母给自己报名校外辅导班,每天从早到晚排得满满的。大年初八,刚回家的小雨又钻进房间复习,看了一个多小时,就觉得耳边似乎传来"嗡嗡"声,捂住耳朵竟更清晰,害得她接下来的一夜无法安睡。母亲发现女儿精神状态很差,询问后急忙带她到我专科来做检查。我诊断后,建议小雨立即治疗,因为小雨的听力已损伤,若不治疗,很可能发展成神经性耳聋。

二、避免熬夜、疲劳

二十几岁的白领小孟做梦也没有想到,一夜醒来突然失去了听力,当他急匆匆赶到我这的时候,对他的听力测试后让我很惊讶,对于 100 分贝的极限测试音量,小孟耳朵竟然毫无反应。突发性耳聋发病年龄在提前,年轻白领患病增多,还有更多的年轻人因长时间处在嘈杂的"带电"噪声环境中,听力日益下降。

"昨天耳朵还好好的,为什么现在却听不见声音了。"小孟始终无法明白他的耳朵是怎么回事。失聪前一晚上他和好朋友去喝酒,结果醉酒后一觉醒来便发现生活完全改变了。像小孟这样的病例其实这几年越来越多。

今年大二的小羽是一位不折不扣的网络游戏迷,对他而言,熬夜打游戏是家常便饭。在整个寒假里,他每天只睡 3 ~ 4 个小时,其余时间都在电脑前度过。虽然经常耳鸣,但年轻的他并没有太在意。可就在开学的前一天,小羽突然左耳发闷,听不到任何声响。到我这里检查后才发现,他得了突发性耳聋。

有时一周里我这里能有四五位二三十岁的突发性耳聋患者来就诊,其中还有一个每天塞着耳机听歌入睡的大学生。以前突发性耳聋是四五十岁的人才会出现的疾病,但是现在年轻人患病却在增多。虽然经过治疗后耳聋会有所改善,但是不可能完全恢复到无损的听力了。

发现突发性耳聋的年轻人都有一个共性:喜欢熬夜,工作压力大,长期疲劳。人长期处于压力过大和身心过度疲劳状态,会阻碍内耳血液供应,一旦受到外界刺激容易导致失聪,而沉重的工作压力亦会令本身患有耳鸣的人士病情恶化。

三、缩短应酬时间

越来越多的白领感觉听力正在下降:听音乐的音量越开越高,说话的声音越来越大,甚至有人感觉耳朵闷,外部声音一大耳朵就嗡嗡作响。在治疗中,很多白领自述曾经在卡拉 OK、酒吧应酬时感觉过耳朵嗡嗡直响,嘈杂的噪声环境正在悄悄地影响人的听力。听力学家测试发现,乘车上班、到茶餐厅吃午饭、听 MP3、应酬消遣如卡拉 OK,周围环境随时高达 80~110 分贝。还有的白领整日过着"带电"的生活,拿着手机煲"电话粥"或戴着耳机听歌入睡。这些习惯都很伤耳朵。

如必须应酬的话,应尽量缩短时间。一般人偶然长时间处于嘈杂环境,都会产生耳鸣甚至头痛,通常一晚过后便会复原,但若反复出现耳鸣或听声音时不清晰,便有可能是听觉受损的先兆,需要尽快向听力专家或医生求助。

另外,耳塞直接接近鼓膜,长期戴着很容易造成对耳膜的伤害,尽量用耳罩式耳机。如果持续使用耳机,应该控制音量,一次连续听歌最好不要超过一个小时,然后让耳朵彻底休息。睡觉时千万别戴耳机,否则一不小心睡着了,耳朵所受损害将更大。

四、调整情绪

范女士的老公平时身体一直很好,几天前,他与人发生了激烈的争执,没想到第二天醒来时,突然发现右耳听力变得很差,人觉得头晕。

经诊断认定范女士的丈夫患的是突发性耳聋。近年来,随着生活节奏的加快,突发性耳聋的发病率明显增加。突发性耳聋是指发病 72 小时内耳聋就达到高峰,常常是单耳发病,偶见双耳同时发病或先后发病。患者在发病后大多能准确地说出发病时间、地点及当时的情况。发病时除了听力下降外,多伴有耳鸣和眩晕。

患者应该保证充分的休息、注意调整情绪,如果一侧耳聋未愈,应该重视保护另一侧耳朵的听力。具体来说,要注意以下三个方面:第一,慎用庆大霉素、卡那霉素、小诺霉素、丁胺卡那霉素、妥布霉素、新霉素等氨基糖苷类药物;第二,远离强烈的噪声,尤其是爆竹声;第三,预防感冒,防治中耳炎。

五、预防突发性耳聋

如今各种各样的新型"声污染"无处不在。不少年轻白领、学生一族为此在不知不觉中,丢失了自己的"听力"。每年 3 月 3 日是全国爱耳日。据中国残联一份统计资料显示,在我国 13 亿人口中,有听力障碍的人口达到 2 057 万人,现已经有听力障碍的人数达到二亿九千万人,已跃居我国残疾总人数的首位。目前,中青年人群正在逐渐成为耳聋的"主力军"。比如常时间戴耳机听音乐。

六、预防药物性耳聋

对内耳听神经损伤最严重的是药物使用不当。现在发现的耳毒性药物已达百余种,包括氨基糖苷类抗生素、治疟疾药、止痛剂、利尿剂、麻醉剂、抗惊厥药、抗炎药物、抗癌药物、抗结核药物、心血管药物、避孕药及砷、汞等制品。特别是氨基糖苷类抗生素（俗称耳毒性抗生素），如链霉素、庆大霉素、新霉素、卡那霉素、妥布霉素、万古霉素、多黏菌素等，这些药物使用不当，会损伤内耳听器，产生听力下降、耳鸣、眩晕、口唇发麻等症状，最后导致耳聋。因此一定要严格控制耳毒性药物的应用，严格遵守用药宜忌。

（1）严格掌握适应证。尽量不用、少用、慎用。

（2）非用不可时，宜取最少有效剂量，同时配以大量维生素 A、B 族维生素、维生素 D 及泛酸、葡萄糖醛酸、磷骨素等药物，对内耳有一定保护作用。此外，西药 ATP、硫酸软骨素，中药苍术、生地黄、枸杞子、女贞子、黄精等，亦有一定保护效果。

（3）婴儿、老人、孕妇、感音性耳聋者及肝肾功能不良者忌用，家族药物易感者更应忌用。

（4）用药期间不宜与利尿酸、呋塞米和抗癌药物联合使用。

（5）耳毒性抗生素滴耳剂浓度不宜太高，不宜长期使用，使用期应定期复查听力，如听力高频下降应考虑为中毒现象，需密切观察，可疑时应及早停用。忌用耳毒性抗生素粉剂喷撒中耳，或用浸有药物的明胶海绵填塞中耳腔。

（6）非氨基糖苷类抗生素，如氯霉素和红霉素等，亦可有耳中毒现象，注射、口服均可发生，故在用药期间如突然发生耳鸣、耳聋，应考虑为药物反应，予以及时检查及处理。

（7）警惕早期中毒现象。如耳胀、耳鸣、耳聋、眩晕、面舌麻木及走路不稳等，一级现应立即停药。有条件者，用药期间每 1～2 周查肾功能 1 次，2～3 日查听力及前庭功能次，如有肾功能减退或听力减退，便是停药指征。

（8）现在已发现的有奎宁、氯奎等治疟疾的药物，长春新碱、2-硝基咪唑、顺铂等抗癌药，利尿酸、呋塞米等利尿药，以及保兰勃林和反应停等。一氧化硫、二氧化硫、土荆芥油、水杨酸盐、酒精、烟碱和某些含有汞、砷、铅、磷的重金属制剂，还有一些抗生素，都能够引起耳聋，因而将它们称作耳毒性药物或耳毒性化学物质。

（9）奎宁能治疗疟疾，但也能引起耳神经中毒从而导致耳聋，还可以通过胎盘进入胎儿体内，损伤胎儿的听觉器官，使胎儿致聋。

（10）某些中药，如牛黄清心丸、琥珀抱龙丸等含砷的制剂也能致聋，也属于耳毒性药物，因而要控制使用，不宜久用。

（11）损伤内耳的抗生素主要是氨基糖苷类，包括硫酸链霉素、双氢链霉素、卡那霉素、春雷霉素等也都能使内耳中毒造成耳聋，因而将这类抗生素称为耳毒性抗生素。近来有资料报道，氯霉素、红霉素、小诺霉素和洁霉素也能致聋。

（12）抗生素引起内耳中毒有什么表现呢？硫酸链霉素和庆大霉素主要损害前庭系统，产生眩晕和平衡障碍；双氢链霉素、春雷霉素主要损伤耳蜗系统，使产生耳聋和耳鸣；多数耳毒性抗生素同时损害前庭系统和耳蜗系统，眩晕、平衡障碍、耳鸣和耳聋同时出现。

七、小儿慎用抗生素

耳鼻咽喉科教授指出，儿童机体免疫系统处于发育成熟阶段，特别容易受外界因素影响使机体免疫系统功能下降；小儿 1～3 岁刚脱离母体营养保护，特别容易发生上呼吸道感染。当孩子发高热，许多家长就希望赶快注射庆大霉素、链霉素、新霉素等退热、抗菌药。殊不知，这些氨基糖苷类抗生素含有致耳毒性，对儿童的听力损害很大，药量过多会导致耳聋，终生无法恢复听力。此外，一些小儿对药物过敏，即使按正常剂量使用这类抗生素药也会产生耳毒性。近来新推出的卡那霉素虽然比庆大霉素等药毒性降低许多，但仍有耳毒性病例发生，小儿还是应该避免使用。

八、预防化学因素中毒性耳聋

抗生素是 20 世纪人类最重要的发明之一，由于它的卓著功勋，使得一度排在疾病谱首位的传染性疾病得到了很好的控制。人类的平均寿命也在抗生素发明之后大幅度提高了。最初的抗生素是用来对付结核、鼠疫等疾病的，然而现今，滥用抗生素现象十分普遍，感冒、腹泻及外伤、疖肿等小伤小病，人们也用抗生素治疗。除了产生抗药性以外，中毒性耳聋患者的明显增多也是滥用抗生素的后果之一。

曾经有一个四岁大的小女孩，出现了中毒性耳聋。问家长最近用过哪种药？家长说用过链霉素。什么病？普通感冒发热。剂量如何？按成人剂量给药！链霉素是治结核病的，怎能用于感冒；孩子那么小又怎能按成人剂量给药！如此用药，造成了小女孩的终身遗憾。

九、预防爆震性耳聋

在春节燃放烟花爆竹可添不少喜庆气氛，但要注意保护好耳朵，远离"爆震性耳聋"的伤害。爆震性耳聋的初期症状表现为对高频音的听力下降，简单地说，就是对尖声的听力下降，随着时间的推移，曾经被爆竹伤害到听力的人就会出现严重的听力减退，等到对低频音的听力也下降时，再就医，就失去了最好的治疗时机了。就算当时及时就医，听力的损伤也不可能完全恢复。

听力下降会给患者的生活带来极大不便，在每人身上的表现也不一样，常见的症状有听不清声音、谈话反应迟钝、经常误听误解、群体交流困难，心理上缺乏自信、胆怯和焦虑、自我封闭，从而容易紧张、疲劳等。

十、预防耳石症

65 岁的刘大爷一向身体硬朗，半年前他突然患了一种奇怪的病，坐着或站着只要头颈向左侧一转动，甚至睡觉时身体向左侧翻身，立刻就会感到天旋地转，有时还伴有恶心、呕吐。当调整一下体位后，眩晕就会好转。

为寻找病因，半年来他先后在当地多家大医院的神经内科、心血管内科和骨科等就诊，做了脑血流图、颈动脉彩超、脑 CT 和脑磁共振、心脏彩超、冠状动脉 CT、颈椎磁共振、血脂和血糖等各项检查，结果都没有发现显著异常，使用治疗眩晕的药物和抗凝药物也未见好转。最近，刘大爷来到我专科诊治。根据主诉、检查结果和治疗情况，判断刘大爷患的是耳石症，随即为其进行耳石手法复位。在治疗室让刘大爷慢慢平躺在治疗床上，引导他坐直、平卧，并将头颈向左向右做一定角度的转动。当刘大爷头颈和身体向左转动时,眩晕突然发作,双眼球震颤。在接连做了几个仰卧起坐、头部转位后,刘大爷慢慢地从左边起身。他担心会像往常一样有天旋地转的感觉,然而却没有发生。缠绕了刘大爷半年多的眩晕,用了不到十分钟就治好了。他惊讶地说:不可思议,太神奇了。

　　耳石症主要表现:患者头部转动到某一位置时出现短暂旋转性眩晕。最常见的是从床上坐起、躺下、左右翻身、弯腰以及抬头时出现眩晕,持续时间不超过 1 分钟,当头部位置固定后眩晕会好转。采取眩晕诱发体位时,患者会出现眼球旋转性或水平性震颤。眩晕时可伴有恶心、呕吐,一般无耳鸣、语言和行走障碍。病情多可在数周或数月内自行缓解,个别患者也可持续数年。

第六节　耳病的注意事项

　　1.塞耳沐浴,防污入耳。保持外耳道的清洁卫生,是预防耳病的重要一环。若污浊的水入耳,常可导致耳道疼痛,红赤肿胀,甚至鼓膜穿孔流脓。因此,沐浴、游泳、洗头时,应用干净的棉花阻塞外耳道口,以防止水入耳。在江河池塘游泳时,若污水入耳,应立刻用干净棉花清洁耳道。

　　2.讲究卫生,戒除挖耳。避免经常或者使用不干净的指甲等掏耳朵,掏耳朵时如果用力不当容易引起外耳道损伤、感染,导致外耳道疖肿、发炎、溃烂,稍不注意,掏耳勺还会伤及鼓膜或听小骨,造成鼓膜穿孔,影响听力。

　　3.教育小孩,防止异物入耳。教育小孩勿将玩具、豆类、食品、纸屑及昆虫放入耳道,以免引起耳道异物。若耳道疼痛,听力障碍,甚至流水流脓者,须及时检查,取出异物。

　　4.娱乐有节,音量适度。鼓膜很薄,若音量过大,易受损伤。因此,随身听、MP3、电视机、录音机、音响音量要适度,音调不宜过高或过低。若声音传入耳内,有不适感甚至耳心疼痛感,应减小音量。若长期在噪声环境中作业应戴防噪耳塞,并定期检查听力。

　　5.耳鸣、耳聋患者,尤其是老人,出门必须注意,有人陪伴。

　　6.睡眠要充足,临睡忌进浓茶、咖啡、可可等饮料。

　　7.涵养性情,减少情绪波动。

　　8.慎用抗生素,尤其是对轻中度患者。

　　9.避免噪声或爆炸声,远离或避免燃放大型烟花爆竹;年轻人尽量少去嘈杂的 KTV或舞厅。尽量不用或少用随身听,特别是音量过大时噪声刺激很强,久用后会造成噪声性耳聋。在无法或来不及远避时,用手掩耳或把嘴巴张开。

　　10.生活起居方面,注意在发作期应卧床休息,房间光线以稍暗为宜,避免环境嘈杂吵闹,安静养息,待症状缓解后宜逐渐下床活动,避免长期卧床。

　　11.对久瘸、频繁发作、伴神经衰弱者,要向患者多方解释病情,解除其精神紧张和恐惧心理,注意生活规律性,禁用烟、酒、咖啡等刺激品。

　　12.发作期过后,症状缓解,原从事驾驶、体操、舞蹈等方面工作者,不宜急于恢复原来的工作和训练,待经过一阶段充分治疗和休息之后,患者身心均有较好的恢复,仍可以从事原工作,但须常备安定、眩晕停等前庭抑制剂方面的药物,以防眩晕突然发作。

13. 养成良好的生活规律,避免经常熬夜。

14. 戒烟酒和咖啡因,这些可使耳鸣加重。另外,如果因耳鸣无法入睡时,试着打开收音机,听一段优美的音乐,可以掩盖有害声音,听一听"自然音"亦可减轻耳鸣。

15. 婴儿哺乳不要躺着喂食,否则稍不注意或婴儿吐奶或呛奶时,细菌容易从咽鼓管进入中耳从而引发感染。

16. 给孩子洗澡时慎防入水,不要随意给孩子乱挖耳朵,这样容易损伤耳道深处的鼓膜,引起化脓性中耳炎。

17. 婴幼儿搭乘飞机要谨慎,因为飞机起飞下降时造成的巨大压力有使婴幼儿耳膜穿孔的危险。这时,让婴幼儿张嘴吃东西,可以缓解耳腔内的压力。

18. 防止病毒感染及高热,如发现中耳炎、突发性耳聋要及时治疗。

参考文献

[1]肖建喜.黄帝内经全集[M].长春:吉林科学技术出版社,2020.

[2]皇甫谧.针灸甲乙经[M].北京:人民卫生出版社,2018.

[3]孙思邈.备急千金要方[M].北京:中医古籍出版社,2022.

[4]李时珍.本草纲目[M].天津:天津科学技术出版社,2019.

[5]张仲景.金匮要略[M].北京:人民卫生出版社,2012.

[6]杨继洲.针灸大成[M].北京:人民卫生出版社,2018.

[7]麻仲学.中国医学疗法大全[M].济南:山东科学技术出版社,1990.

[8]张振鋆.厘正按摩要术[M].北京:人民卫生出版社,2020.

[9]黄丽春.耳穴治疗学[M].北京:科学技术文献出版社,2017.

[10]王旭东.中医养生康复学[M].北京:中国中医出版社,2017.

[11]季绍良.中医诊断学[M].沈阳:东北大学出版社,2022.

[12]张成礼.张氏耳病疗法[M].郑州:郑州大学出版社,2018.

[13]林之翰.四诊诀微[M].北京:中国中医药出版社,2022.

[14]田代华.素问·上古天真论[M].北京:人民卫生出版社,2018.

[15]田代华.素问·生气通天论[M].北京:人民卫生出版社,2018.

[16]田代华.素问·四气调神大论[M].北京:人民卫生出版社,2018.

[17]田代华.灵枢·邪客[M].北京:人民卫生出版社,2018.

[18]田代华.灵枢·天年[M].北京:人民卫生出版社,2018.

[19]张怀通.尚书[M].北京:中华书局,2021.

[20]郭丹.左传[M].北京:中华书局,2016.

[21]徐文兵.养生经[M].北京:中国中医药出版社,2019.

后 记

　　耳朵虽小，却和全身经络及五脏六腑有密切的联系，有着维护全身健康的重要作用。按摩耳朵是一种预防及治疗全身疾病的特色疗法，适应证广、疗效好、安全可靠，无不良反应，操作方便，具有调节阴阳平衡、镇静止痛、脱敏止痒、疏通经络、调和气血、补肾健脾等诸多功能，因此被广泛应用于临床，治疗内、外、妇、儿、五官、皮肤、骨科等，而且对许多疾病都有立竿见影的效果，按摩耳朵不仅可以预防疾病，而且可以强身健体、延年益寿。

　　耳朵作为人体的听觉器官，具有举足轻重的地位。如果耳鸣、耳聋不及时正确地治疗和用药，美妙的声音真的会在你耳边永远消失，所以说耳病绝不可轻视。一旦出现了听觉障碍，问题要比想象的严重。听不见汽车鸣笛容易出交通事故，听不见敲门声不知道有客人来访，听不见电话铃声就无法与亲朋交换信息，看电视听不清对话就不会明白前因后果，还有更重要的一点，听不见声音会失去安全感。

　　耳聋带来的痛苦更多的是沟通问题，由于长时间的沟通障碍，耳聋患者的心理很容易走向极端，变得偏执、孤僻、多疑，会逐渐避开与他人交流，封闭自我，与世隔绝，部分患者最终会因为耳鸣、耳聋导致精神崩溃。一旦耳聋并出现了沟通障碍，患者会逐渐被隔离于社会之外，就像被罩在玻璃瓶子里，能够看到外面的世界却无法与外界交流。外界信息的输入必受影响，耳病患者不知道周围发生的事情，便缺失了与别人沟通的渠道。

　　更重要的是带给心理上造成的危害，世界卫生组织（WHO）认为，内心世界丰盈充实、和谐、安宁并与周围环境保持协调平衡是健康的重要组成部分，也是对健康的有利补充和发展。WHO 对鉴定老年人的心理健康提出了八项指标：安全感、稳定感、适应感、自主感、幸福感、认同感、信任感、舒适感。一位真正健康的老年人应该八感俱全。然而，耳聋会使老年人的"八感"受到强烈的冲击，甚至出现疑惑猜忌、心情郁闷等现象，有的人性格也会变得孤僻、古怪，久之还易诱发老年痴呆症。

　　耳朵是人类知识交流必要的渠道，听觉使我们感知环境，产生安全感与参与感，听觉对身心是非常重要的。

耳疾解疑

2011 年市级非物质文化
遗产传承人宣传片

2017 年省级非物质文化
遗产传承人宣传片

河南省非遗项目代表性传
承人申报片

社会视窗栏目播出新乡市
张氏耳病针灸疗法视频

新乡电视台达人
向前冲

河南省新闻频道专题报道新乡市
张氏耳病针灸疗法视频

张氏耳病针灸疗法

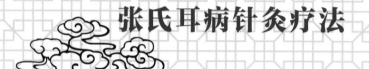

弘扬中医防病养生之特色
传承百年独特耳病之精髓

ISBN 978-7-5645-9658-3

定价：78.00元